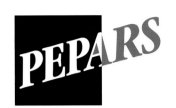

【ペパーズ】
編集企画にあたって…

JN095287

　軟部組織の充填や増大を目的とした脂肪注入術は，我々形成外科医にとって近年スタンダードな術式になりつつあります．その背景には脂肪組織を構成する様々な細胞集団の細胞生物学的特性の解明，それらの知識をベースとした脂肪組織の加工処理法の開発や改良，そして最良の結果をもたらすための注入技術の発展と進歩があります．また2022年には鼻咽腔閉鎖機能不全に対する脂肪注入移植が我が国において保険収載されたことなど，今後形成外科医の治療手段として，様々な疾患治療から美容医療への展開に至るまで，なお一層発展が期待されるものになると考えられます．

　しかしながら一方で，脂肪注入術は決して単純な手技ではなく，たとえ注入脂肪組織の壊死などが起こらなくてもある一定の割合で吸収されてしまうなど，他の形成外科の術式にない特有の問題もあります．ですが合併症の発生リスクを少しでも回避して安定した治療結果を得るようにするためには，慎重な計画と技術が要求されます．

　本号『実践　脂肪注入術—疾患治療から美容まで—』は，脂肪注入術について包括的な知識と実践的な手技，すなわち脂肪注入の基礎知識から始まり，手術の適応や手法の選択，手術前後のケアに至るまで，幅広いトピックを網羅的に取り上げ，提供することを目的としています．また実際の手術例や豊富なイラストを用いて読者が理解しやすい形で解説しています．

　本書の著者陣は，脂肪注入術の基礎および臨床に関して豊富な経験をお持ちの第一線で活躍されている専門家の先生方で構成されています．日常の臨床・研究で大変多忙な中で執筆を御担当いただいたことにこの場をお借りして厚く御礼申し上げます．

　本書が一人でも多くの先生方，とりわけこれから脂肪注入術を始めようとする先生方の一助になれば幸いです．

2023 年 5 月

水野博司

KEY WORDS INDEX

WRITERS FILE

ライターズファイル（五十音順）

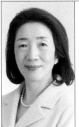

淺野　裕子
（あさの　ゆうこ）

1990年　産業医科大学卒業
　　　　日本赤十字社医療センターにおいて外科研修
1992年　東京大学形成外科教室入局
1993年　武蔵野赤十字病院形成外科
1998年　国立国際医療センター形成外科
2000年　同愛記念病院形成外科
2008年　セルポートクリニック横浜
2011年　帝京大学形成外科
2013年　亀田総合病院乳腺センター乳房再建外科

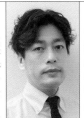

素輪　善弘
（そわ　よしひろ）

2003年　奈良県立医科大学卒業
　　　　京都府立医科大学（外科）
2005年　同大学形成外科入局
2006年　京都第二赤十字病院形成外科
2008年　兵庫県立がんセンター形成・再建外科
2015年　京都府立医科大学形成外科，講師
2018年　Chang Gung Memorial Hospital，クリニカルオブザーバー
2019年　St Vincent Hospital, Royal Melbourne Hospital，クリニカルオブザーバー
2022年　京都大学形成外科，講師

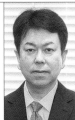

水野　博司
（みずの　ひろし）

1990年　防衛医科大学校卒業
　　　　同大学形成外科入局
1995年　自衛隊横須賀病院
1998年　自衛隊江田島病院
1999年　カリフォルニア大学ロサンゼルス校（UCLA）形成外科留学
2001年　自衛隊舞鶴病院
2002年　日本医科大学形成外科，講師
同　年　同，講師
2006年　同，助教授
2010年　順天堂大学形成外科，主任教授

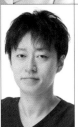

朝日林太郎
（あさひ　りんたろう）

2009年　三重大学卒業
2011年　日本医科大学形成外科入局
2020年　自治医科大学大学院修了
2020年　日本医科大学顔と心と体の美容医学講座（社会連携講座），講師
　　　　自治医科大学形成外科，非常勤講師（兼任）

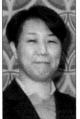

西山めぐみ
（にしやま　めぐみ）

2009年　佐賀大学卒業
2017年　九州大学大学院医学系学府修了
2017年　佐賀大学生体構造機能学講座，助手・講師
2022年　同大学医学部病因病態科学講座，助教

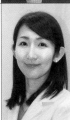

武藤　真由
（むとう　まゆ）

2008年　横浜市立大学卒業
2010年　同大学形成外科入局
2011年　同大学附属市民総合医療センター形成外科
2018年　同，助教
2020年　KO CLINIC，診療医
　　　　横浜市立大学附属市民総合医療センター形成外科，招聘医師
2023年　Lala ブレスト・リコンラクション・クリニック横浜，院長

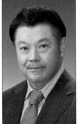

酒井　直彦
（さかい　なおひこ）

1991年　北里大学卒業
1991年　同大学形成外科・美容外科学教室入局
1997年　横浜市立大学形成外科，助手
1999年　北里大学大学院医学系研究科博士課程，飛び級で3年で卒業
2002年　同大学形成外科・美容外科学教室，講師
2009年　城本クリニック新宿院，院長
2013年　城本クリニック銀座院，開院
2016年　銀座S美容・形成外科クリニック（名称変更），院長

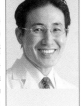

彦坂　信
（ひこさか　まこと）

2002年　慶應義塾大学卒業
　　　　同大学医学部，研修医（形成外科）
2004年　同大学医学部，助手（専修医）（形成外科）
2006年　同，助教
2007年　同大学病院東京医療センター形成外科，医師
2008年　横浜市立市民病院形成外科，医師
2009年　平塚市民病院形成外科，医長
2012年　国立成育医療研究センター形成外科，医員
2019年　同，医長
2021年　同，診療部長

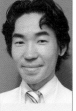

渡辺　頼勝
（わたなべ　よりかつ）

2001年　東京大学医学部医学科卒業
　　　　湘南鎌倉総合病院，初期研修医
2003年　東京大学形成外科入局
静岡県立総合病院，形成外科
2004年　東京大学医学部附属病院形成外科・美容外科，医員
　　　　東京警察病院形成外科
2008年　英国Birmingham 小児病院 Craniofacial Unit 留学
仏国 Necker 小児病院 Craniofacial Unit 留学
2008年　中国上海第9人民医院 Craniofacial Unit 留学
2013年　東京女子医科大学大学院先端生命医科学再生医工学専攻博士課程修了
2014年　東京警察病院形成・美容外科，医長／クリニカ市ヶ谷
2022年　東京警察病院形成外科・美容外科，副部長

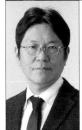

関堂　充
（せきどう　みつる）

1988年　北海道大学卒業
　　　　同大学形成外科入局
1996年　国立がんセンター東病院頭頸科
1998年　旭川厚生病院形成外科，医長
1999年　ケンタッキー大学形成外科留学
2003年　北海道大学病院形成外科，助手
2005年　同，講師
2008年　筑波大学臨床医学系形成外科，教授

CONTENTS

実践 脂肪注入術
―疾患治療から美容まで―

編集／順天堂大学教授　水野博司

◆編集顧問／栗原邦弘　百束比古　光嶋　勲
◆編集主幹／上田晃一　大慈弥裕之　小川　令

【ペパーズ】
PEPARS No.198/2023.6◆目次

「PEPARS®」とは Perspective Essential Plastic Aesthetic Reconstructive Surgery の頭文字より構成される造語.

カスタマイズ治療
で読み解く
美容皮膚診療

好評

著 KO CLINIC 院長　黄　聖琥

2022 年 6 月発行　B5 判　182 頁
オールカラー
定価 10,450 円（本体価格 9,500 円＋税）

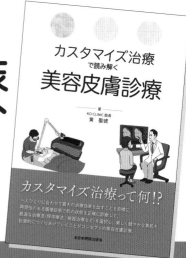

カスタマイズ治療って何！？

最大の治療効果を出すことを目標に1人1人に合わせて治療法を選択していく美容皮膚診療です！
そのための肌の診断法、各種治療機器（レーザー、高周波機器など）の使い方などを詳述！

症例編では豊富な経験から**31症例**を選び出し、どのような治療を行い、どのような結果を導き出したかを解説しました。

詳しい内容はこちらまで▶

全日本病院出版会　〒113-0033　東京都文京区本郷 3-16-4　Tel：03-5689-5989
http://www.zenniti.com　Fax：03-5689-8030

PEPARS No.198：1-8, 2023

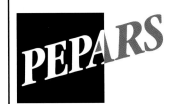

◆特集／実践 脂肪注入術―疾患治療から美容まで―

脂肪移植に必要な脂肪組織の基礎知識

西山めぐみ[*1]　青木茂久[*2]

Key Words：成熟脂肪細胞(mature adipocyte)，前脂肪細胞(preadipocyte)，脂肪由来幹細胞(adipose-derived stem cell)，間質血管分画(stromal-vascular fraction)，脂肪組織片培養(culture of adipose-tissue fragments)

Abstract　脂肪移植に主に用いられるのは皮下脂肪と言われる脂肪組織である．皮下脂肪は単房性脂肪滴を持つ成熟脂肪細胞の間に，多房性脂肪滴を持つ小型の脂肪細胞が介在する不均一な組織である．脂肪組織には小血管が豊富であり，球型の脂肪細胞を取り巻いて走行している．血管周囲には間質細胞も存在する．脂肪組織中の血管周囲微小環境は幹細胞の局在する場であると考えられ，血管と脂肪形成は密接な関係にある．血管周囲微小環境を細胞単位で入手する方法として間質血管分画の採取があり，この分画中に存在する幹細胞は脂肪由来幹細胞と呼ばれ，脂肪細胞の移植後の生着に重要な影響を与える．脂肪細胞は培養が困難であるとされてきたが，当研究室では杉原らが成熟脂肪細胞の天井培養法を開発し，近年は青木らが加齢個体の脂肪組織片から脂肪細胞を培養し得る方法を開発してきた．ここに脂肪組織の基礎知識，脂肪細胞研究とともに培養技術研究上の取り組みを紹介する．

はじめに

脂肪組織はその役割において，衝撃緩衝材・断熱材としての軟部組織，エネルギー貯蔵器官，内分泌臓器など多彩な側面を持つ．人の外形を構成する要素として整容の観点からも注目され，医療者，非医療者を問わず興味を引いてやまない組織である．脂肪移植の歴史は古く，19世紀末には既に自家脂肪移植が行われていたとの報告がある[1]．以来，脂肪移植の技術は発展し続けている．中でも近年の飛躍的発展には脂肪細胞や脂肪由来幹細胞(adipose-derived stem cell；ASC)に関する基礎研究が大いに貢献している．脂肪組織は単なる成熟脂肪細胞の集合体ではなく，幹細胞をはじめとする多種多様な細胞を含む細胞集団であ

る．したがって，脂肪組織を医療目的に取り扱うには広範な細胞学的および組織学的背景の理解を必要とする．本稿では脂肪組織に関する基礎的知識と脂肪細胞研究を概説するとともに，特に培養技術研究において行われてきた取り組みに焦点を当てて解説する．

白色脂肪組織と褐色脂肪組織

哺乳類の脂肪組織は，組織学的に白色脂肪組織(white adipose tissue；WAT)と褐色脂肪組織(brown adipose tissue；BAT)に大別される．WATには白色脂肪細胞，BATには褐色脂肪細胞が存在し，その形態，機能，分布は大きく異なる．白色脂肪細胞は単房性の脂肪滴を有する形状で，余剰エネルギーを中性脂肪として貯蔵する働きを持ち，皮下や内臓周囲をはじめとして全身に分布している．褐色脂肪細胞は多房性の脂肪滴と豊富なミトコンドリアを持ち，寒冷刺激や交感神経刺激に応じて熱産生を行う機能がある．脊椎付近や鎖骨上部に分布し，胎児や新生児の時期に多く，

*1 Megumi NISHIYAMA，〒849-8501　佐賀市鍋島 5-1-1　佐賀大学医学部医学科病因病態科学講座探索病理学分野，助教
*2 Shigehisa AOKI，同，教授

成長とともに急速に減少する[2]．そのため，成人においては脂肪組織の大半を WAT が占めている．Cypess らにより BAT は成人にも存在し機能的な役割を持つとの報告がなされて以降，BAT もまた基礎研究上注目を集める対象である．なお本稿は WAT を利用した脂肪移植に関連する総説であることから，以下文中で脂肪組織は WAT を，脂肪細胞は白色脂肪細胞を指すものとする．

脂肪組織の分布

1．皮下脂肪と内臓脂肪

　白色脂肪組織は人体の諸臓器に存在し，分布する部位により皮下脂肪と内臓脂肪に大まかに分けられる．全脂肪組織中の最大体積を占めているものは皮下脂肪であり（約90％），豊富な箇所としては腹部や殿部，大腿部が挙げられる．内臓脂肪は内臓内および内臓周囲に存在する脂肪組織で，腹腔内の大網や腸間膜，後腹膜に豊富に存在する．その他にも臓器を個別に囲む心臓周囲脂肪，腎周囲脂肪がある他，骨髄も脂肪組織が豊富な臓器である[3]．皮下脂肪と内臓脂肪は，その主たる構成成分である脂肪細胞において異なる形態的特徴を示す．皮下脂肪の脂肪細胞は不均一な集団であり，単房性の脂肪滴を持つ成熟脂肪細胞の間に，小型で多房性の脂肪滴を持つ脂肪細胞が介在する．内臓脂肪の脂肪細胞はより均一であり，主に大型の単房性の脂肪滴を持つ脂肪細胞から構成される．皮下脂肪量の増加は「洋ナシ形」「女性型」の分布様式と呼ばれ，一方内臓脂肪量の増加は「リンゴ型」「男性型」の分布様式と呼ばれる．皮下脂肪量の蓄積は代謝性疾患からの保護作用があると言われ，内臓脂肪量の蓄積は生活習慣病や心血管疾患といった代謝性疾患のリスクを高めると考えられている．齧歯類を用いた研究では，皮下脂肪を内臓脂肪に移植すると体重，総脂肪量，グルコースおよびインスリンレベルといった代謝パラメータが改善されるが，内臓脂肪を皮下脂肪に移植すると改善されないことが示された．皮下脂肪と内臓脂肪は代謝への寄与が異なるとされるが，

詳細はいまだ明らかでない[4]．

2．加齢に伴う脂肪分布の変化

　ヒトの体重および脂肪率は成人初期から中期にかけて増加したのちに老年期では減少する傾向にあり，その転換の時期や増減の程度は人種や民族，性別により異なる．加齢により，脂肪組織の分布様式もまた変化する．特に下半身において皮下脂肪が減少し，内臓脂肪は増加する傾向を示す．また内臓周囲領域のみならず，骨格筋，心筋，肝臓，骨髄への脂肪沈着もまた加齢に関連している[5]．この現象は加齢に伴って皮下脂肪組織における脂質貯蔵機能が低下した結果，体循環する遊離脂肪酸濃度が上昇し，内臓脂肪や異所性脂肪として蓄積されることによると考えられている．

脂肪細胞の分化

1．脂肪細胞分化の形態的特徴

　我が国の成人普通体重者，特に BMI が21〜22の場合，成熟脂肪細胞は球型で直径は70〜90 μm である．これらの細胞間には肥大できる空間的余地が残されている．増殖型の小型球形脂肪細胞は数十個の成熟脂肪細胞の背景に2〜3個共存している．脂肪組織には小血管が豊富で球型の脂肪細胞を取り巻いて走行しており，血管周囲には間質細胞が存在する．

　佐賀大学の杉原らは，脂肪細胞の分化に関する形態学分類を以下の通り提唱している（図1）．

A. **Small fat cell sharing type cell division**：単房性脂肪滴を有する成熟脂肪細胞が，細胞質を二分割して再生する．

B. **Small fat cell budding type cell division**：単房性脂肪滴を有する成熟脂肪細胞から発芽状に小型脂肪滴を有する脂肪細胞が再生する．その小型脂肪滴が大型化し成熟脂肪細胞に分化する．

C. **Loculus preserving cell division**：成熟脂肪細胞が脂肪滴を不均等に分割しながら分裂することで，大型脂肪滴ないし小型脂肪滴を有する線維芽細胞様脂肪細胞が生じる．その

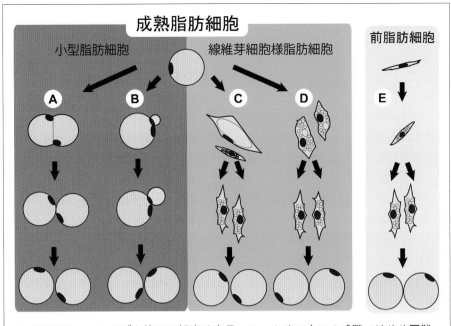

図 1. 脂肪細胞の分化に関する形態学分類
A：Small fat cell sharing type cell division
B：Small fat cell budding type cell division
C：Loculus preserving cell division
D：Loculus dividing cell division
E：Preadipocyte

後，脂肪滴が大型化し成熟脂肪細胞に分化する．

D. Loculus dividing cell division：成熟脂肪細胞が線維芽細胞様の形態に脱分化し，脂肪滴を均等に分割しながら分裂し2個の線維芽細胞様脂肪細胞が生じる．その線維芽細胞様脂肪細胞の脂肪滴が大型化し，成熟脂肪細胞に分化する．

E. Preadipocyte：従来から予想されている様式であり，前脂肪細胞が分化し成熟脂肪細胞が再生する．この脂肪細胞の分化様式に関しては，知見が非常に少なく，今後の検討課題である．

2．分化制御因子 PPARγ

脂肪細胞分化の研究は *in vitro* において多くの成果が蓄積されてきた．マウス胎児線維芽細胞株3T3-L1 を cAMP 誘導剤，グルココルチコイド作動薬，インスリンまたはインスリン様成長因子(IGF)で刺激することにより脂質を含んだ細胞に変化することが示された．その後，脂肪細胞において脂肪蓄積，脂質合成，グルコース感知に関わる遺伝子の転写を制御する核内受容体 PPARγ(γ型ペルオキシソーム増殖剤応答性受容体)が同定された．PPARγ は転写調節因子であり，脂肪細胞分化を制御する中心的存在とされている．

PPARγ が脂肪幹細胞の成熟に関わることは，よく知られた糖尿病治療薬の副作用からも理解し得る．薬理学的2型糖尿病治療薬として使用されるチアゾリジンジオン誘導体(thiazolidinedione；TZD)は PPARγ 作動薬である．インスリン感受性を促進し血糖を下げる一方で，脂肪量増加の副作用がある．この機序として PPARγ 刺激が脂肪幹細胞の分化誘導に働くことにより，脂肪細胞が増殖する可能性が考えられている．

幹細胞 niche としての血管周囲微小環境

発生の過程における脂肪幹細胞の起源については中胚葉や外胚葉に由来するなど種々の報告がなされ，いまだ議論の余地を残している．では，成熟個体において脂肪幹細胞はどこに存在するのであろうか．この問いに対し，脂肪組織中の血管周囲微小環境が脂肪幹細胞の局在する場（幹細胞niche）であるとの考えが提唱されている[6]．Tangらは脂肪幹細胞は脂肪組織中の血管壁周囲に存在し，周皮細胞すべてが脂肪細胞になるのではなく，周皮細胞マーカーを発現する一部のサブセットが分化し前脂肪細胞になると推測している．

1．SVF 中の脂肪幹細胞

上記の血管周囲微小環境を保ったまま生体から取り出し，再度生体に戻す（注入する）といった手技は技術的に困難であるが，血管，間質を構成する細胞を細胞単位で入手する方法として間質血管分画（stromal-vascular fraction；SVF）の採取が可能である．詳細は後述するが，SVFは脂肪組織の細胞成分から成熟脂肪細胞を除去した残りの細胞分画であり，血管周囲微小環境の構成細胞を含む．SVF中には脂肪幹細胞が存在することが示唆されている．

2．Adipogenesis と angiogenesis は協調する

未熟脂肪細胞は血管内皮細胞と密接な関係にある．SVF中ではパラクリン作用による細胞間クロストークの影響が大きく，SVFに含まれる脂肪幹細胞，前脂肪細胞は血管新生と協調して増殖・分化する．血管内皮細胞の培養液を用いると前脂肪細胞の増殖が促進されたとの報告や，脂肪幹細胞を血管内皮前駆細胞と共培養しマウス生体内に移植することで血管新生が起きた，分化制御因子PPARγを阻害した前脂肪細胞をマウス生体内に移植すると阻害していない対照群に比べ血管新生が著しく阻害された，などの報告がある．脂肪細胞と血管内皮細胞の協調作用については *in vitro*, *in vivo* の別を問わず多くの研究成果が蓄積されており[7]，脂肪移植の発展の手掛かりとなること

が期待される．

脂肪由来幹細胞の分離

SVFは，脂肪組織を遠心分離して脂肪細胞を浮遊させ，残りの細胞をペレット化することで分離できる異種混合の細胞集団である．SVFは，線維芽細胞，内皮細胞，造血細胞，神経細胞などの多彩な細胞種から構成されるが，この多種多様な細胞中に脂肪幹細胞が存在すると考えられている．1gの脂肪組織からは非常に多数（約20万個）の脂肪由来幹細胞が分離できると言われる．細胞集団の中でも，脂肪由来幹細胞はプラスチック製培養フラスコに容易に接着するという特性を持つために分離が可能である．さらに培養皿上で増殖し，複数の細胞系列に分化する能力を持つ．

細胞移植と細胞培養

細胞移植治療の成否は移植細胞の生存率・生着率に大きく依存する．したがって，脂肪移植治療の効率化には，脂肪細胞の移植環境への最適化への工夫が必須である．脂肪移植による臨床的な治療効果の報告は多数あるが，移植細胞の生存率や，組織修復における詳細な作用機序など，生体内における細胞レベルの解析は非常に困難であり，報告は限られている[8][9]．

一方，実験条件，すなわち細胞培養から得られる結果は，人為的な環境下での知見ではあるが，移植操作に伴う脂肪細胞の挙動の変化を推測でき，脂肪細胞の生存や機能の維持など，治療効果の予測が可能である．したがって，臨床現場での効率のよい脂肪移植の実現には，細胞培養から得られる基礎的知識の習得は，治療現場で細胞移植に従事する臨床医にとっても手助けとなる．

脂肪細胞の特殊性と培養法

脂肪組織はその全身に及ぶ分布，組織形態の特殊性，不明確な機能から不可解な臓器とされていた．過去には脂肪組織は主に生後から幼少期に増殖し，成人期以降では個々の脂肪細胞のサイズが

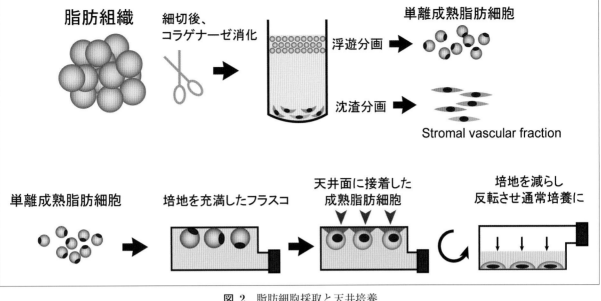

図 2. 脂肪細胞採取と天井培養
脂肪組織は細切，消化後に遠心処理にて浮遊分画と沈渣分画に分けられる．浮遊分画には単離脂肪細胞が含まれ，沈渣分画には stromal-vascular fraction が含まれる．天井培養ではフラスコ内に培地を充満させ，単離脂肪細胞の浮力を利用して，天井面に接着させる．接着後，フラスコを反転させ通常培養を行う．

肥大することで肥満が生じると考えられていたが，現在では，中年期以降には皮下脂肪組織量が減少し，内臓脂肪組織量が増加することが広く認識され，肥満に際しても複雑な細胞の挙動変化が存在する．さらに，全身に分布する臓器ごとの脂肪組織に関して皮下，内臓についての知見は蓄えられつつあるが，骨髄内や臓器周囲の脂肪組織に関して，個別の増殖能や固有機能に関しては未だ解明されていない．特に，脂肪細胞は培養が非常に困難とされる細胞の代表であり，脂肪細胞研究が他の細胞種と比較して大きく遅延した最大の理由である．脂肪細胞をプラスチック性培養皿による通常の2次元法で培養液とともに混合すると，脂肪細胞は細胞質内に豊富に存在する脂肪滴の存在により，培養液内で浮遊し，皿の底面には付着（接着）しない．この浮遊状況下で脂肪細胞は十分に機能せず，生存期間も短く，長期間の機能評価は不可能である．

佐賀大学(旧佐賀医科大学)名誉教授，杉原　甫博士は，この脂肪細胞の浮遊性に着目し，培養皿の天井面に細胞を浮力で付着させることで（図

2)，成熟脂肪細胞を2次元環境下で培養することに世界で初めて成功した[10]．この画期的な培養法が確立されたことで，培養細胞からの核酸および蛋白質の抽出が容易になり，脂肪細胞に対する様々な分子生物学的解析を含め，脂肪細胞研究が急速に発展した．1986年に発表された天井培養法は，約20年後の2007年，日本大学の松本太郎教授による成熟脂肪細胞由来脱分化脂肪細胞（DFAT）の作製に利用されたことで，再び脚光を浴びることとなった[11]．このDFATは様々な細胞に分化することが示されており[12)13)]，組織再生を目指した細胞移植において，今後，非常に重要な細胞ソースとしての活用が期待される．

脂肪細胞培養法

現在の脂肪細胞の培養法は主として，2次元培養である天井培養法と3次元培養としてコラーゲンゲル培養法に大別される．天井培養では脂肪細胞が天井面に接着するまでに時間を要し，やや煩雑な操作が必要となるが，コラーゲンゲル培養法では，脂肪細胞をゾル状のコラーゲンに包埋し，

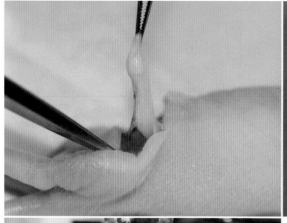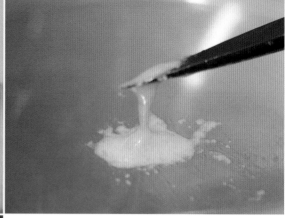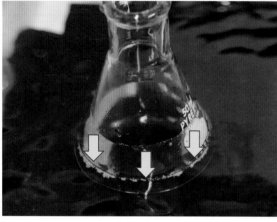

図 3.
脂肪細胞採取の基本操作
　a：生後 1 週齢のラットからの皮下脂肪採取
　b：眼科剪刀による脂肪組織の細切
　c：コラゲナーゼによる消化処理

コラーゲンをゲル化させることでマトリックス内に短時間で封入するため，手技的にも時間的にも簡便である[14]．このコラーゲンゲル 3 次元培養法は，成熟脂肪細胞と異種細胞との混合培養に有用である．脂肪細胞と異種細胞をコラーゲンゲル内へ同時に包埋，もしくは脂肪細胞をあらかじめコラーゲンゲル内に包埋し，ゲル表層に異種細胞を播種することで，容易に共培養が可能となるため，細胞間相互作用の解析にとって有用なツールとなる[15)16)]．

脂肪組織をコラゲナーゼで消化処理を行うと，遠心操作にて浮遊する成熟脂肪細胞と沈渣物となる SVF に大別される（図 2）．SVF には成熟脂肪細胞以外の間葉系細胞，血球系細胞と極少数の幹細胞が存在すると報告されている．過去に我々は，この SVF は成熟脂肪細胞とは異なる細胞相互作用を発揮することを報告している[16)17)]．SVF は成熟脂肪細胞採取と比較して，採取時の細胞破綻のリスクが低く，その後の取り扱いも容易なため，

再生医療への応用研究も大いに期待される[18]．

新たな脂肪細胞培養法

一般に加齢個体から採取した組織や細胞を長期間培養することは著しく困難であり，特に加齢個体由来の脂肪細胞の培養は困難を極める．通常，基礎的研究に用いる齧歯類由来の脂肪組織は生後数日から遅くとも 4 週程度までの未成熟個体から採取され実験に用いられるため，脂肪組織の加齢研究は従来，困難とされてきた．近年，当研究室では，脂肪組織片を利用して再生やがんに対する脂肪の生物学的作用の解析を行っている．

前述の通り，脂肪組織は成熟脂肪細胞，未熟脂肪細胞，血管内皮細胞，線維芽細胞，組織球などから構成され，特に脂肪細胞と血管内皮細胞は組織恒常性に関する密な細胞間相互作用を有する[19)20)]．したがって，移植後の細胞生着には組織恒常性の維持に必要な脂肪組織構成物がすべて揃った状態が最も望ましいと予想される．

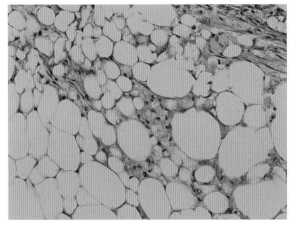

図 4. 加齢個体(1年齢ラット)由来脂肪組織片培養
成熟脂肪細胞の核が保たれており，線維芽細胞様細
胞の増生を伴っている．

我々は最近，脂肪組織片培養において，脂肪組
織を鋭利な刃物で十分に細切した後にコラーゲン
ゲルに包埋し，さらに振盪培養によって間質内の
通液性を改善させると，若年個体のみならず加齢
個体(12か月齢)から採取した脂肪組織であって
も長期間の培養が可能であることを見出した(図
3，4)．したがって，実際の脂肪移植に際しても，
①脂肪組織への傷害を最低限にする鋭利な細切
方法，②移植部位における血液(間質液)循環の確
保こそ，脂肪移植の成功にとって非常に重要なポ
イントであると予想される．

おわりに

脂肪組織に対する細胞培養法の確立とその変遷
は，成熟脂肪細胞の形態的特徴，周囲に存在する
間葉系細胞群の特異性を象徴している．それぞれ
の細胞培養法をヒントに脂肪組織の特殊性を理解
することは，脂肪注入術における治療効果と効率
を改善させるものであり，さらに新しい移植技術
の確立にとっての一助となることが予想される．
臨床応用への最適化に向けて，脂肪の構成要素や
細胞を丹念に観察し，脂肪細胞からの「声なき声
を聞く」病理医の挑戦は未だ道半ばである．

参考文献

1) Billings, E., May, J. W.：Historical review and
present status of free fat graft autotransplanta-
tion in plastic and reconstructive surgery. Plast
Reconstr Surg. **83**：368-381, 1989.
2) Cypess, A. M.：Reassessing human adipose tis-
sue. N Engl J Med. **386**：768-779, 2022.
Summary ヒト脂肪組織について最近の知見が
まとめられている総説.
3) Lee, M. J., et al.：Adipose tissue heterogeneity：
Implication of depot differences in adipose tissue
for obesity complications. Mol Aspects Med.
34：1-11, 2013.
4) Berry, D. C., et al.：The developmental origins of
adipose tissue. Development. **140**：3939-3949,
2013.
Summary 脂肪幹細胞の由来や分化に関連した
多様な基礎研究が紹介されている総説.
5) Kuk, J. L., et al.：Age-related changes in total
and regional fat distribution. Ageing Res Rev.
8：339-348, 2009.
6) Tang, W., et al.：White fat progenitor cells reside
in the adipose vasculature. Science. **322**：583-
586, 2008.
7) Johnston, E. K., Abbott, R. D.：Adipose tissue
development relies on coordinated extracellular
matrix remodeling, angiogenesis, and adipogen-
esis. Biomedicines. **10**(9)：2227, 2022.
8) Kato, H., et al.：Degeneration, regeneration, and
cicatrization after fat grafting. Plast Reconstr
Surg. **133**：303e-313e, 2014.
9) Bellini, E., et al.：The science behind autologous
fat grafting. Ann Med Surg(Lond). **24**：65-73,
2017.
10) Sugihara, H., et al.：Primary cultures of unilocu-
lar fat cells：Characteristics of growth in vitro
and changes in differentiation properties. Differ-
entiation. **31**：42-49, 1986.
Summary 成熟脂肪細胞の画期的な培養法であ
る天井培養法が世界で初めて確立された.
11) Matsumoto, T., et al.：Mature adipocyte-derived
dedifferentiated fat cells exhibit multilineage
potential. J Cell Physiol. **215**：210-222, 2008.
Summary 天井培養法により得られた成熟脂肪
細胞由来脱分化脂肪細胞(DFAT)が複数の間葉系
細胞への分化能を持つことが示された.
12) Jumabay, M., et al.：Dedifferentiated fat cells
convert to cardiomyocyte phenotype and repair
infarcted cardiac tissue in rats. J Mol Cell Car-

diol. **47**：565-575, 2009.

13) Sakuma, T., et al.：Mature, adipocyte derived, dedifferentiated fat cells can differentiate into smooth muscle-like cells and contribute to bladder tissue regeneration. J Urol. **182**：355-365, 2009.

14) Sugihara, H., et al.：Unilocular fat cells in three-dimensional collagen gel matrix culture. J Lipid Res. **29**：691-697, 1988.

15) Sugihara, H., et al.：Reconstruction of the skin in three-dimensional collagen gel matrix culture. In Vitro Cell Dev Biol. **27**：142-146, 1991.

16) Manabe, Y., et al.：Mature adipocytes, but not preadipocytes, promote the growth of breast carcinoma cells in collagen gel matrix culture through cancer-stromal cell interactions. J Pathol. **201**：221-228, 2003.

17) Kawasaki-Nanri, M., et al.：Differential effects of adipose tissue stromal cells on the apoptosis, growth and invasion of bladder urothelial carcinoma between the superficial and invasive types. Int J Urol. **23**：510-519, 2016.

18) Aoki, S., et al.：Bone marrow stromal cells, preadipocytes, and dermal fibroblasts promote epidermal regeneration in their distinctive fashions. Mol Biol Cell. **15**：4647-4657, 2004.

19) Aoki, S., et al.：Coculture of endothelial cells and mature adipocytes actively promotes immature preadipocyte development in vitro. Cell Struct Funct. **28**(1)：55-60, 2003.
Summary　血管内皮細胞と脂肪細胞との共培養が成熟脂肪細胞の増殖と前脂肪細胞数の増加を促すことを明らかにした.

20) Aoki, S., et al.：Adipose tissue behavior is distinctly regulated by neighboring cells and fluid flow stress：a possible role of adipose tissue in peritoneal fibrosis. J Artif Organs. **16**：322-331, 2013.

PEPARS No.198：9-18, 2023

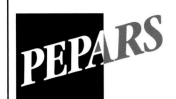

◆特集／実践 脂肪注入術―疾患治療から美容まで―

自家脂肪注入・移植の保険収載の現状と展望

関堂 充*

Key Words：自家脂肪注入(fat injection)，保険収載(covered by insurance)，外保連(Japanese Health Insurance Federation for Surgery)，外保連試案(draft proposal of Japanese Health Insurance Federation for Surgery)，適正施行基準(guideline)

Abstract 自家脂肪注入は古くからある技術であるが，近年まで形態を改善する目的で主に自費診療として行われてきた．2013年の乳房インプラントの保険収載以降，再建乳房形態の改善目的での注入が注目されるようになった．また顔面半側萎縮症などの変形の改善，鼻咽腔閉鎖不全の機能改善を目的とした注入も必要とされ，保険収載が要望されるようになった．日本形成外科学会社会保険委員会では会員の要望に対し，平成28年度(2016年)改定要望より保険収載のために適正施行基準の策定，セミナーの開催による認定制度，薬事収載の確認などを行い，保険収載要望を行ってきた．令和4年度(2022年)改定にてK019-2自家脂肪注入としてはじめて保険収載された．適用は鼻咽腔閉鎖不全と限定はされたが技術として認められたこと，形成外科医が行う技術と認められたことは大きな進歩である．今後も適用の拡大を目的として他学会とともに再度申請中である．

脂肪注入の歴史

脂肪注入は現在形成外科の分野で広く行われている手技である．手技は脂肪吸引，遠心や静置などによる精製，実際の局所への注入からなっている．

歴史は古く，1890年代にはすでに塊としての移植の報告があり，その後，脂肪吸引や注入なども報告されているが，石灰化や繊維化，嚢胞形成，脂肪吸収などの問題で下火になっていった．1987年には米国形成外科学会(ASPRS)で脂肪注入による豊胸術に関して，石灰化や瘢痕が乳癌の発見を阻害するため反対するという見解が発表されている[1]．

しかし1990年代にColemanが鼻唇溝や顔面陥凹の改善目的に脂肪注入を行い良好な成績を報告した[2]．脂肪を繊細に扱うために，① 脂肪を空気に曝露しない，② 低圧で吸引する，③ 周囲組織に

接触させ血流を得るために多層で多方向に少量ずつ糸状に注入，④ 3穴カニューラによる吸引，⑤ 採取した脂肪を遠心してオイル，血液成分を分離し脂肪のみにする，など，現在でも使用されている方法を開発し，また2007年には乳房再建17例において安全に効率的に行えることを示し[3]，それ以降脂肪注入が再度脚光を浴びることとなった．

2008年には米国形成外科学会で"脂肪移植は乳房増大や過去の手術による乳房の変形に考慮されてもよい手段である．しかしその結果は手術手技と術者の経験による"とされて，以前の禁止が解除されている[3]．2009年1月，米国形成外科学会ASPS Fat Graft Task Forceによるガイドラインが発表され脂肪注入が広まってきた[4]．上記で報告された合併症は感染1.1%，石灰化4.9%，脂肪壊死5.7%で，合併症率12.7%であった．

脂肪注入の大きな問題として生着率が十分でなく，報告によりばらつきが多いことが挙げられる．Yuらのシステマティックレビューによる報告[5]によると乳房で34〜82%，顔面で30〜63%と

* Mitsuru SEKIDO，〒305-8575 つくば市天王台1-1-1 筑波大学医学医療系形成外科，教授

されており，複数回の施行が必要とされている原因ともなっている．

本邦においても 1988 年に衣笠ら，引き続いて市田らが脂肪注入に関しての報告を行い[6]，美容外科領域では広く行われていた．近年は脂肪幹細胞（adipose-derived stem cells；ASCs，ADSCs）などを用いた cell-assisted lipotransfer（CAL）も報告されている[7]．

しかし，多くは美容外科で自費診療（保険外）として行われ，保険収載とは無縁であった．また手技に関しても施設によってかなり異なり，実態は不明であった．

乳房再建に関する保険診療の歴史

本邦では国民皆保険制度のもと，ほとんどの診療が保険にて行われている．保険診療と同時に施行可能な保険外診療は，認められたもののみが保険外併用療法として施行することができ，その費用は患者から自費分として徴収することが可能となっている．保険診療と保険外併用療法として認められた項目以外の診療の併用はいわゆる混合診療と言われ，原則として禁止されている．その場合は全額自己負担（自由診療）として行うこととされている．

混合診療とされるのは，① 薬事承認に関わるものとして，保険適用手術時に未承認医療機器・材料などを用いる，② 手術手技として，保険収載されていない手術の（同時）施行，③ 一連の治療の中に保険と自費が混在する（一連のしばり），などである．脂肪注入術が手技として保険収載されていないために，① 保険収載されている手術と同時に施行すると混合診療となること，② 脂肪注入術を自費診療で行った場合，その前後に保険収載の手術を受けていると混合診療になる恐れがあることが，問題であった．

乳房再建も以前は保険診療として認められておらず，胸壁欠損，腋窩部瘢痕拘縮などの病名で施行されていた．保険診療で乳房再建の名称ができたのは比較的新しく，平成 18 年度（2006 年）に初めて乳房一期再建（動脈（皮）弁術・筋（皮）弁によ

る），乳房二期的再建術（動脈（皮）弁術・筋（皮）弁による）が制定された．遊離皮弁による同時再建（一次一期再建）も当初は併施として 50/100 のみの算定であったが現在は 100/100 の算定が可能になっている．

その後 2013 年に乳癌術後乳房欠損に対し乳房インプラント・乳房用組織拡張器による乳房再建が保険収載されることにより，必要な手術が揃って承認された状態となり，乳房再建の件数が増加した．

それに伴い乳房インプラントでは不足する部位の脂肪注入の要望も増加した．しかし，実情では脂肪注入が保険収載されていないため，同一入院や保険で施行することが不可能で，修正術は自費診療で別入院とする必要があった．

また顔面半側萎縮症などの変性疾患でも脂肪注入は保険収載されていないため，自費診療とするか，保険治療として真皮脂肪移植などの K019 複合組織移植や K017 遊離皮弁術（顕微鏡下血管柄付きのもの）とする必要があり，採取部の犠牲が脂肪注入より多くならざるを得なかった．

脂肪注入の保険収載への
日本形成外科学会の取り組み

保険改定は 2 年に 1 回行われ，診療報酬改定ごとに点数表などが各社から出版されており目にする機会も多い（図 1）．日本形成外科学会社会保険委員会では，会員を対象に，新規収載要望・改定要望のアンケート調査を行い，次回要望時の基礎資料としている[10]．

外科的な技術に関する診療報酬改定要望は，現在では外科系学会社会保険委員会連合（以下，外保連）を通じて要望を提出することとなっている．外保連とは外科系診療における適正な診療報酬はどのようにあるべきかを学術的に検討することを主な目的として，1967 年に外科系の 9 つの主要学会が集まって設立された団体である[11]．日本形成外科学会は設立学会の 1 つであり，現在では 113 の外科系学会が外保連に加盟している．外保連では，2 年に 1 度診療報酬改定の前年に合わせて外

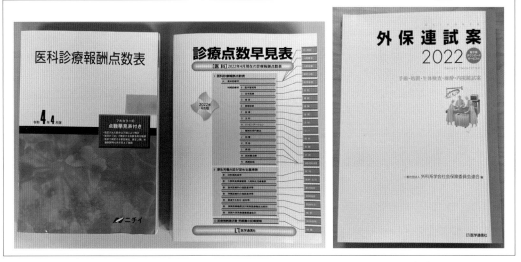

図 1. 各社から出ている診療報酬早見表(左), 外保連試案 2022 版(右)

(文献 10 より引用)

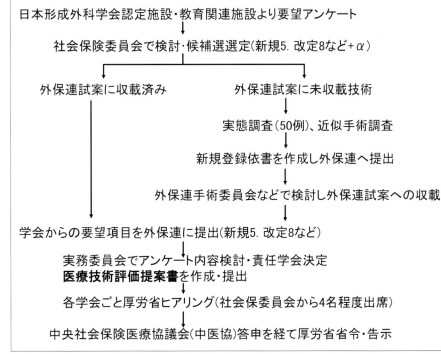

図 2.
外保連を経由した診療報酬改定
(文献 10 より改変)

保連試案を作成し, 手術・処置・検査・麻酔などのそれぞれの手技について外保連方式に基づいてコストなどを算出している. 平成 22 年度(2010年)より, 中央社会保険医療協議会(中医協)にて診療報酬改定における基礎資料と認められており, 保険点数の改定の参考に用いられることになった. 各学会単独で要望を出すより改定に大きな力となっている(図 1).

各学会からの収載要望は改定の 2 年前の 11 月までに要望をまとめて外保連に要望項目アンケートとして提出する. 外保連では内容の検討, 調整が行われたのち各学会で医療技術評価提案書を作成し, 外保連より厚労省に提出され中央社会保険医療協議会(中医協)答申にて審議, 保険収載される(図 2). この医療技術評価提案書に記載される技術は, 外保連試案に掲載されていることが前提と

表 1. 経験年数，身分による技術度と手術の例

経験年数と技術度区分		
経験年数	技術度区分	対応する身分
1 年	A	初期臨床研修医
5 年	B	初期臨床研修終了者
10 年	C	基本領域の専門医
15 年	D	Subspeciality 領域の専門医もしくは基本領域の専門医更新者や指導医取得者
15 年	E	特殊技能を有する専門医

技術度区分と手術の例

B：皮膚皮下腫瘍切除(非露出部)，全層(＜25 cm²)，分層植皮(＜200 cm²)
C：皮膚皮下腫瘍切除(露出部)，全層分層植皮，陰圧閉鎖療法，陥入爪
D：皮膚悪性腫瘍切除，腋臭症(皮弁法)，動脈皮弁，有茎筋皮弁，小耳症
E：自家遊離複合組織移植，頭蓋顎顔面拡大術

(外保連試案 2022 より改変)

表 2. 手術試案における技術度区分，経験年数などによる人件費の補正

経験年数	令和2年俸給表	月額	技術度区分	給与指数 (a)	技術度指数 (b)	経験年数指数* (a)×(b)	人件費/時間
1	1級1号	249,800	A	1.000	1.000	1.000	6,600
5	1〜17	305,800	B	1.224	3.000	3.673	24,240
10	2〜17	384,300	C	1.538	5.500	8.461	55,840
15	3〜13	429,900	D	1.721	8.000	13.768	90,870
15	3〜13		E	1.721	12.000	20.652	136,300

*1年ごとに経験年数指数を 0.5 ずつ上昇
(外保連試案 2022 より改変)

されている．

日本形成外科学会でも，2013 年の乳房インプラントの保険収載後に再建乳房の修正や顔面半側萎縮症などへ脂肪注入の保険収載への要望が高まり，保険収載要望を平成 28 年度(2016 年)保険改定に社会保険委員会(当時委員長：金子　剛先生)より初めて要望することとなった．

2016 年度改定には注入に使用する医療機器の中に薬事未承認機器があったために最も近いと思われる K019 複合組織移植に準じ，自家複合組織移植である真皮脂肪移植から皮膚を除いたものと考えて"自家脂肪移植"として申請した．

平成 30 年度(2018 年)改定では，すべての医療機器の薬事承認を確認できたので，"自家脂肪注入"として要望することとなった．新技術を外保連試案に収載するには，手術試案に記載する以下のような項目について，学会で実態調査を行う必要がある．手術試案で要求されるものは一般に以下の項目である．

① 対象疾患名(病名)，② 目的，③ 手術時間，④ 手術室占有時間，⑤ 全身麻酔，局所麻酔の別，⑥ 従事した医師の人数・人件費(国家公務員医療職俸給表に基づく)，看護師・技師の人数および時間給，⑦ 術者の技術度(表1)，⑧ 使用されている医療機器が薬事収載されていること，が求められている．また技術度指数に基づく人件費の補正(表2)も行われている．

しかし，脂肪注入自体のデータが不明であったので，上記に ⑨ 脂肪採取方法，⑩ 脂肪処理方法，⑪ 注入した脂肪の容量，を加え，症例数の多いと思われる 18 施設に各施設直近 20 例につきアンケート調査を行った．調査施設には大学病院のみならず市中病院を含むようにした．18 施設中 15 施設より回答をいただき，全麻 164 症例を基準として試案を作成した．注入量により手術時間が異なるため，50 mL 以下，50〜100 mL，100 mL 以上と分け，手術試案を作成することとした．

対象疾患は，50 mL 以下は 14/40 例が陥凹瘢痕，

表 3. 外保連試案の例：自家脂肪注入(50 ml 以下のもの)．この他に医療材料
(手術基本セット，縫合糸，薬剤など)も規定されている．

手術名	自家脂肪注入(50 ml 以下のもの)				
読み	しぼうちゅうにゅう(50 みりりっとるいかのもの)				
試案 ID	S91-0011550	版	手術試案第 9.4 版	7 桁分類コード	AW14310
試案連番		WG 領域担当学会	形成外科	主学会	形成外科
学会ステータス		事務局ステータス	承認	担当者	関堂充
部位コード	AW1	全階層表記	体表・皮膚→体表・皮膚(その他)		
基本操作コード	43	基本操作目的	採取・移植	基本操作名称	移植等
アプローチ方法	経皮的	アプローチ補助器械	なし	操作対象組織	移植
医科点数表区分	同一	診療報酬コード	K019-21	点数	22,900
術式名	自家脂肪注入　50 mL 未満				
技術度	D	手術所要時間	1.5	手術室占有時間	2
医師数 (協力医師＋執刀医)	2	看護師数	2	助産師数	0
技師数	0	看護師(助産師) 合計数	2		
要素手術番号		手術コード区分			
手術指数	8.99	新しい評価軸			
調査内容	実態調査	調査数	50	準拠連番	
手術室	入院手術室	全国年間症例数	500	希望挿入位置 及び小見出し	P46　0013310 の 辺り
適応疾患名	瘢痕拘縮		医療器具・機器		
新設理由	瘢痕拘縮，乳房再建後の陥凹変形に対し，他部位より脂肪を吸引，採取し，遠心，洗浄し移植する．自家脂肪移植よりも軽微な瘢痕陥凹の修正に有効な方法である．乳房再建が保険収載されており，修正に脂肪注入は有効な方法であるが保険収載されていない．		改正理由		

(外保連試案 2022 より改変)

強皮症，術後変形であったが，50〜100 mL になると 3/40 例が顔面半側萎縮症で，あとは乳房変形，100 mL 以上は 83/84 例が乳房変形に対する注入であった．

　使用される機器の薬事収載状況を確認し，吸引や注入に使用されるカニューラ，シリンジ，吸引器，付属品など，薬事収載されている機器で手術が可能であることも確認した．結果をもとに手術試案を作成した(表 3)．

　作成した手術試案は外保連手術委員会で承認され，外保連試案に収載された[12]．外保連に提出する医療技術評価提案書には諸外国での保険収載の現況なども調査して記入することが求められており，諸外国の現況調査も行った．主に多く行われている乳房再建の分野が多く，米国では 1988 年に

すでに 1988 Women's Health and Cancer Right Act(WHCRA)にて乳房切除後の乳房再建に関しての指針があり，2018 年の米国形成外科における乳房再建の保険収載に関しても，対側乳房の縮小，豊胸を含めて乳房再建の保険収載が提言されている．実際の脂肪注入の保険収載状況を見ると保険会社によって異なるが，乳房部分切除後の変形や再建後，乳房インプラントの入れ替えとして採用されている会社も存在した．また米国の低所得者用の保険である MEDICARE でも AIDS などの Lipodystrophy Syndrome(LDS)への脂肪注入，真皮脂肪移植がカバーされていることが判明した．またオーストラリアでは公的保険 Medicare にて乳癌や非対称(10％以上の違い)は 1 回のみカバーされており，フランスにおいては対側乳

房手術(増大，縮小)において脂肪注入がカバーされていることも確認され，以上を医療技術評価提案書に追記した．

再建を目的とした自家脂肪注入適正施行基準の作成と特別セミナーの開催

近年は，新規医療技術の保険収載の条件として，ガイドラインが策定されていること，学会あるいは企業による教育研修体制が整っていることが求められることが多い．そこで自主的に，日本形成外科学会，日本乳房オンコプラスティックサージャリー学会にて自家脂肪注入ガイドライン作成委員会を立ち上げることとなった．ガイドラインには，関連学会の定める指針・適正使用指針などが必要であり，① 適正使用基準，② 実施医師基準，③ 研修会・講習会の受講，④ 施設要件・基準，⑤ 手術手技，⑥ 経過観察，が含まれていることが要求される．上記委員会で再建を目的とした自家脂肪注入に対する適正施行基準(2017年版)を策定した[14]．

詳細を以下に示す．

対象疾患としては自家脂肪注入による軟部組織の増量効果により，形態的・機能的な改善が得られる種々の病態とし，注入による形態改善を目的とした(相同利用)．

1．適応基準
A．
ⓘ 変性疾患：ロンバーグ病(顔面半側萎縮症)，限局性強皮症，剣創状強皮症，深在性エリテマトーデスなどに伴う陥凹変形
ⓘⓘ 先天性形態異常とそれに伴う陥凹変形：hemi-facial microsomia，頭蓋縫合早期癒合症などに対する頭蓋(顔面)形成術後の陥凹変形，Poland症候群・漏斗胸などの胸郭変形
ⓘⓘⓘ 先天性疾患に伴う機能障害：先天性鼻咽腔閉鎖不全症，口蓋裂術後の鼻咽腔閉鎖不全症
ⓘⓥ 薬剤性脂肪萎縮：HIV などに対する薬物療法に伴う頬部の陥凹変形
ⓥ 外傷後変形：陳旧性顔面骨骨折後などの組織欠損・陥凹変形
ⓥⓘ 乳癌術後の状態：乳房切除再建術後の組織不足・陥凹変形
ⓥⓘⓘ その他
であり，

B．選択基準(術前において以下の全てを満たすこと)
ⓘ 患者本人(未成年の場合は保護者など)が脂肪注入を希望すること
ⓘⓘ 脂肪注入につき以下のことを説明され，理解していること
　ⓐ 注入後の脂肪吸収による容量減少
　ⓑ 脂肪注入を複数回要する場合もあること
　ⓒ 脂肪採取部の血腫形成・感染・潰瘍形成の可能性・術後陥凹・変形
　ⓓ 脂肪注入部の嚢胞形成，脂肪硬化・石灰化の可能性
　ⓔ 乳癌術後に適応する場合，主治医(乳腺外科医を含めた)による長期の定期的な診察が不可欠である(脂肪壊死に伴う石灰化が術後1年以上を経て出現してくることがあるため)
　ⓕ 乳癌検診での石灰化像による再検査の可能性
　ⓖ 注入による脂肪塞栓などのリスク

C．除外基準
ⓘ 抗凝固剤内服中・投与中
ⓘⓘ 注入予定部の感染
ⓘⓘⓘ 悪性腫瘍で基礎疾患がコントロールされておらず進行性のもの
ⓘⓥ 血行不全やその他の全身および局所の創傷治癒が阻害される状態
ⓥ その他担当医が不適当と判断した症例
とした．

2．実施医師基準
日本形成外科学会または日本乳房オンコプラスティックサージャリー学会の主催・認定する脂肪吸引・脂肪注入講習会を受講し，脂肪吸引・注入の方法および合併症を熟知している形成外科専門医とする．

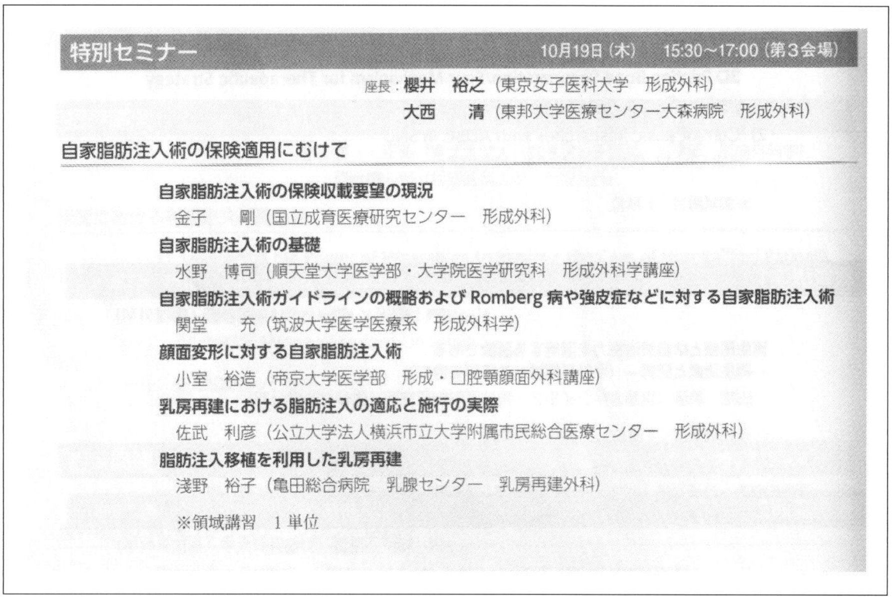
特別セミナー　10月19日（木）　15:30～17:00（第3会場）

座長：櫻井　裕之（東京女子医科大学　形成外科）
大西　　清（東邦大学医療センター大森病院　形成外科）

自家脂肪注入術の保険適用にむけて

自家脂肪注入術の保険収載要望の現況
金子　　剛（国立成育医療研究センター　形成外科）

自家脂肪注入術の基礎
水野　博司（順天堂大学医学部・大学院医学研究科　形成外科学講座）

自家脂肪注入術ガイドラインの概略および Romberg 病や強皮症などに対する自家脂肪注入術
関堂　　充（筑波大学医学医療系　形成外科学）

顔面変形に対する自家脂肪注入術
小室　裕造（帝京大学医学部　形成・口腔顎顔面外科講座）

乳房再建における脂肪注入の適応と施行の実際
佐武　利彦（公立大学法人横浜市立大学附属市民総合医療センター　形成外科）

脂肪注入移植を利用した乳房再建
淺野　裕子（亀田総合病院　乳腺センター　乳房再建外科）

※領域講習　1単位

図 3.
第1回特別セミナー「自家脂肪注入術の保険適用にむけて」プログラム
第26回日本形成外科学会基礎学術集会(2017年10月19日15：30より)にて開催

なお，関連領域に関しては，関連学会との協議により調整する．

3．実施施設基準

2．で示す実施医師基準を満たす医師(常勤または非常勤)が所属し，周術期の緊急時対応が可能な施設．

4．実施にあたっての留意事項

ⅰ 自家脂肪注入術を施行する際には，薬事承認を取得している医療器機・医療材料を用いる．

ⅱ 脂肪採取は，用手的または機械的な脂肪吸引により行う．採取時に腹壁穿破，重要血管の損傷などを起こさないように深部の層からの採取を避ける．採取前にボスミン加生食など十分に注入しておく．採取部は術後十分に圧迫し，止血・血腫の予防に留意する．

ⅲ 採取した脂肪は処理して注入する．処理方法は，① 生理食塩水にて洗浄，静置，② 生理食塩水で混和して目の細かいもので脂肪のみにする，③ 遠心分離など，とし添加などを行わない．

ⅳ 脂肪注入は，シリンジに入れた脂肪を，カニューラを用いて用手的に少量ずつ多方向・多層に注入する．大血管へ注入して脂肪塞栓を起こさぬよう留意する．

5．経過観察

ⅰ 術後の出血・血腫などの確認のほか，長期的に注入部位の硬結・石灰化・嚢胞形成・脂肪吸収などに関して確認を行い，適切に対処する．

ⅱ 乳房再建後に脂肪注入を行った場合は，形成外科医と乳腺外科医は連携し，画像診断なども併用して長期的に経過観察を行う．

次に会員に対する教育研修体制の整備と標準治療技術の周知を目的に，特別セミナー「自家脂肪注入術の保険適用にむけて」として，日本形成外科学会総会・学術集会および日本形成外科学会基礎学術集会で定期的に行うこととした．第1回は第26回日本形成外科学会基礎学術集会にて平成29年(2017年)10月19日15：30より開催された(図3)．

保険収載への申請

エビデンスとして収集した論文(5まで)を添付，概略図を作成し，以上の結果をもとに平成30年度(2018年度)保険改定へと外保連を通じて申請した(図2)．平成30年度(2018年)保険改定では保険収載されなかったが，理由としては　使用する医薬品・医療機器などの承認が確認できない，とされていた．

原因の1つとして脂肪の精製に使用される遠心分離機が医療用遠心ちんでん器(供血用遠心機)として登録され，使用目的，効能または効果が本品

は遠心力を応用して懸濁液の成分を分離するために用いる，となっていた．供血用という用途が問題となっていたと思われた．医師が自家脂肪注入に使用することは可能であるが，医療機器製造販売業者による販売は不可という説明であった．その後，医療用遠心ちんでん器を汎用検査室用遠心機として登録し，使用目的または効果を，遠心力を利用し懸濁液の成分（脂肪細胞を含む）を分離するために用いるとし，はじめて"脂肪細胞"という文言が使用目的に入った機器が薬事承認を取得した．これにより令和2年度（2020年）改定の申請に関して医療機器の問題は解決した．

また手技の安定した普及を図るため同委員会のメンバーが中心となり教科書となる"脂肪注入移植術"を作成した[15]．

令和2年度（2020年）改定ではコロナ禍のなかで全般的に新規採用が抑えられたためか再度不採用になったが，医療機器の薬事承認の問題には言及されなかった．令和4年度（2022年）改定に向けて再度保険収載を提案し，新規エビデンスとして鼻咽腔閉鎖不全への脂肪注入の文献追加，鼻咽腔閉鎖不全への脂肪注入の臨床研究（鼻咽腔閉鎖機能不全に対する自家脂肪注入による鼻咽腔閉鎖術の安全性評価に関する非ランダム化　単施設　非盲検　単群臨床試験　主任研究者　彦坂　信）[16]を開始したことを追加・記載した．

現在の保険収載状況

令和4年度（2022年）改定ではK019-2自家脂肪注入として初めて脂肪注入が保険収載された．点数は，

1：50 mL 未満 22,900 点
2：50 mL 以上 100 mL 未満 30,530 点
3：100 mL 以上 38,160 点
となった．

K019複合組織移植術19,420点より高く設定されたが，適用は下記のように限定された．
① 自家脂肪注入は，鼻咽頭閉鎖不全の鼻漏改善を目的として行った場合に，原則として1患者の

同一部位の同一疾患に対して1回のみの算定であり，1回行った後に再度行っても算定できない．
② 自家脂肪採取に係る費用は，所定点数に含まれ，別に算定できない．
③ 注入した脂肪量に応じて所定の点数を算定する．なお，当該注入量を診療報酬明細書の摘要欄に記載すること．

また施設基準として，

第57の8の3　自家脂肪注入
① 形成外科を標榜している病院であること．
② 形成外科の経験を5年以上有する常勤の医師が2名以上配置されており，そのうち1名以上が形成外科について10年以上の経験を有していること．
③ 関係学会から示されている指針に基づいた所定の研修を修了し，その旨が登録されている医師が1名以上配置されていること．
④ 耳鼻咽喉科の専門的な研修の経験を10年以上有している常勤の医師が1名以上配置されており，連携して手術を行うこと．
⑤ 緊急手術の体制が整備されていること．
⑥ 関係学会から示されている指針に基づき，自家脂肪注入が適切に実施されていること．

＜届出に関すること＞

自家脂肪注入の施設基準に係る届出は，所定の様式を用いる．

③の関係学会から示されている指針に基づいた所定の研修としては，日本形成外科学会の会員HPにて自家脂肪注入術特別セミナーとしてE-learningにて研修，e-test合格にて証明書を取得するようにシステムを整え認証された．現在，受講者は384名（2023.4.1現在）であり，保険診療として自家脂肪注入を行うためには必須の研修である．

適用は鼻咽頭閉鎖不全に限定はされたが，自家脂肪注入という技術がエビデンスをもった技術として保険収載されたことは画期的で，今後他疾患への適応拡大を求めていく足がかりとなると思わ

れる．また施行のため形成外科医の常勤が専門医を含めて2名必要なことも明記され，形成外科医の専門性が強調されたことも大きいと考えている．

今後の展望

今回の自家脂肪注入の保険収載に関しては最初の申請である平成28年度(2016年)から収載の令和4年度(2022年)まで6年を必要とした．学会が主体となり，ガイドラインの作成，セミナーなど教育体制の構築，薬事収載における業者との交渉，鼻咽腔閉鎖不全に対する前向き臨床試験の追加などによる毎回の改善が評価されたものと考えている．令和4年度(2022年)改定で鼻咽腔閉鎖不全が認められた理由として以下のように考えられる．① 評価法が確立されている(音声言語評価，X線セファログラムなど)，② 重症度および術後評価が客観的に可能である．③ 技術の対象となる患者が明確である(口蓋裂術後の鼻咽腔閉鎖不全など)．④ 本邦において質の高い前向き研究が開始されている．⑤ 諸外国でも評価が進み，システマティックレビューが存在している，などである．

令和6年度(2024年)保険改定に向けては日本形成外科学会が主体となり日本乳房オンコプラスティックサージャリー学会，日本乳癌学会，日本外科学会が自家脂肪注入の適用拡大としてすでに申請を提出している．新規手順書として日本乳房オンコプラスティックサージャリー学会より乳房への脂肪移植術の治療手順(日本乳房オンコプラスティックサージャリー学会・脂肪移植WG(ワーキンググループ)：吉村浩太郎WG長2022年10月初版)が策定された[17]．

本手順書には，整容面の改善のみならず，新たに目的として瘢痕や放射線障害による組織の問題を改善することが追加された．

今後の乳房などへの自家脂肪注入の保険収載に対する課題では．① 変形の客観的評価法の確立，② 重症度などによる保険対象患者の選択，③ 患者主体的評価(PRO：patient reported outcome)による手術効果の評価(BREAST-Qなど)，④ 手術による患者の社会活動の回復による経済性の評価，⑤ 前向き試験による質の高いエビデンスの構築，などであると考えている．PROについては，社会保険委員会では2015年に成育医療研究センター 彦坂　信先生(PROの概略)・岡山大学 雑賀美帆先生(BREAST-Qについて)を講師として勉強会を行い，申請の文献としても採用している．BREAST-Qを使用した報告・施設も増加していることから今後更なるエビデンスの構築に連携を深めていきたい．

また脂肪注入が保険収載されたことにより他学会からの関連した要望提出も続くと思われる．実際に令和6年度(2024年)改定では腹圧性尿失禁症の患者に対し尿道内から外尿道括約筋内へ脂肪由来幹細胞を，膜様部尿道粘膜下へ脂肪組織と脂肪由来幹細胞を混和したものを尿道内腔閉鎖目的で投与するといった申請もされている．

脂肪注入は形態の改善などが主であるため美容医療との境界があり，どこまで保険医療として申請していくか，適用などを含めて今後検討が必要である．

謝　辞

本稿に関し，脂肪注入の保険収載に対してご尽力いただき，ご指導いただいた社会保険委員会顧問(前委員長)金子　剛先生，外保連試案作成のため実態調査にご協力いただいた諸施設の先生，改定のために評価提案書を記載いただいた諸先生，日本形成外科学会社会保険委員の諸先生および外保連委員の諸先生に深謝いたします．

参考文献

1) ASPRS Ad-Hoc Committee on New Procedures. Report on autologous fat transplantation, September 30, 1987.
2) Coleman R. S. : The technique of periorbital lipoinfiltration. Oper Tech Plast Reconstr Surg. 1 : 20-26, 1994.
3) Coleman, R. S., Saboerio, P. A. : Fat grafting to the breast revisited : safety and efficacy. Plast Reconstr Surg. 119 : 775-785, 2007.
　　Summary　脂肪注入の歴史的論文．

4) Gutowski, K. A. : Current applications and safety of autologous fat grafts : a report of the ASPS Fat Graft Task Force. Plast Reconstr Surg. **124** : 272-280, 2009.

5) Yu, N. Z., et al. : A systematic review of autologous fat grafting survival rate and related severe complications. Clin Med J(Engl). **128** : 1245-1251, 2015.

6) 市田正成 : 私の行っている脂肪注入法(第一報). 日美外報. **18** : 150-158, 1996.

7) Yoshimura, K., et al. : Cell-assisted lipotransfer (CAL)for cosmetic breast augmentation : supportive use of adipose-derivedstem/stroma : cells. Aesthet Plast Surg. **32** : 48-55, 2008.

8) 我が国の医療保険について. 厚生労働省 HP https://www.mhlw.go.jp/stf/seisakunitsuite/bunya/kenkou_iryou/iryouhoken/iryouhoken01/index.html(2023.04.10 最終閲覧)

9) 保険診療と保険外診療の併用について. 厚生労働省 HP https://www.mhlw.go.jp/topics/bukyoku/isei/sensiniryo/heiyou.html(2023.4.10 最終閲覧)

10) 関堂　充 : 令和 4 年度診療報酬改定について. 形成外科. **65** : 1074-1082, 2022.

11) 一般社団法人　外科系学会社会保険委員会連合 HP http://www.gaihoren.jp/gaihoren/public/about/about.html

12) 外保連試案 2022 一般社団法人外科系学会社会保険委員会連合編. 医学通信社, 2022.

13) 医療機器の薬事承認等について. 厚生労働省医薬食品局審査管理課医療機器審査管理室 https://www.mhlw.go.jp/file/05-Shingikai-11121000-Iyakushokuhinkyoku-Soumuka/zaitaku5.pdf(2023.4.10 最終閲覧)

14) 再建を目的とした自家脂肪注入に対する適正施行基準(2017 年版). 日本形成外科学会 HP https://jsprs.or.jp/member/committee/wp-content/uploads/2020/11/tekisei_kijun_2017.pdf (2023.4.10 最終閲覧)
Summary　脂肪注入のガイドラインとしてまとめられている.

15) 淺野裕子, 関堂　充編 : 脂肪注入移植術. 克誠堂出版, 2019.
Summary　脂肪注入の歴史から手技まで初心者向けに記載されている.

16) 鼻咽腔閉鎖機能不全に対する自家脂肪注入による鼻咽腔閉鎖術の安全性評価に関する非ランダム化 単施設 非盲検 単群臨床試験. 国立保険医療科学院 HP https://rctportal.niph.go.jp/s/detail/um?trial_id=UMIN000039669(最終閲覧 2023.4.10)

17) 乳房への脂肪移植術の治療手順. 日本乳房オンコプラスティックサージャリー学会 HP http://jopbs.umin.jp/medical/procedure/docs/fat_grafting_procedure.pdf(最終閲覧 2023.4.10)

PEPARS

2022 年 3 月発行　B5 判　198 頁
定価 5,720 円（本体価格 5,200 円＋税）

No.183　2022 年 3 月増大号

乳房再建マニュアル

―根治性，整容性，安全性に必要な治療戦略―

編集／佐武利彦　富山大学特命教授

基礎知識から、SBI、自家組織、脂肪注入による乳房再建など、
乳房再建の基礎から最新までを網羅！まずはこの 1 冊で間違いなし！

さらに詳しい情報と
各論文のキーポイントは
こちら！

Ⅰ．基礎編

- 乳房再建で知っておきたい乳房の解剖
- 乳房再建に必要な乳がん治療アップデート
- 放射線照射と乳房再建
- HBOC 患者の乳がん治療と乳房再建
- 人工物再建後の BIA–ALCL・Breast Implant Illness の現状と対策
- 個々の患者に最適な乳房再建を選択するための shared decision making
- BREAST–Q を用いた乳房再建の治療アウトカム
- 乳房再建の整容性をはじめとした術後アウトカム評価

Ⅱ．実践編

- スムースラウンド型インプラントを用いた乳房再建術の knack and pitfalls
- 乳房インプラントによる乳房再建―乳房インプラントの選択と手技から自家組織との併用まで―
- 乳腺外科医によるオンコプラスティックサージャリー
- Multi–perforator DIEP flap
  ―よくわかる血管解剖と安全な挙上法―
- DIEP flap を用いた美しい乳房再建
- 遊離腹部皮弁と血管柄付き鼠径リンパ節移植
- 知覚神経付き遊離皮弁による乳房再建
- 採取部の術後整容性も重視した遊離皮弁による乳房再建
- 広背筋皮弁と脂肪注入を併用した乳房再建
- 手術支援ロボット da Vinci を用いた乳房切除術と乳房再建術の現状
- 脂肪移植による乳房再建
- 放射線診断における乳癌と脂肪注入後合併症の鑑別
- 乳頭乳輪の再建
- 下着の着用を重視したシリコーンブレストインプラントによる乳房再建

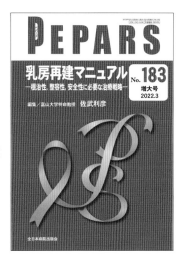

全日本病院出版会

〒113-0033　東京都文京区本郷 3-16-4　Tel：03-5689-5989
http://www.zenniti.com　　　　　　　　　Fax：03-5689-8030

PEPARS No.198：20-25, 2023

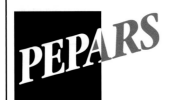

◆特集／実践 脂肪注入術—疾患治療から美容まで—

注入脂肪組織の preparation 1：脂肪吸引

淺野 裕子*

Key Words：トゥメセント法（tumescent technique），手動式シリンジ脂肪吸引（hand-held syringe aspiration），動力式持続陰圧脂肪吸引（suction-assisted liposuction），ドナーの選択（donor selection）

Abstract 注入移植を前提とした脂肪吸引は，痩身目的の脂肪吸引とは異なる点がいくつかある．移植後の生着率を高めるために，できるだけ脂肪細胞を破壊しないような方法で吸引することが望ましい．採取部位の選択，移植に必要な量，また予定した部位から採取可能な脂肪量の見積もりを，術前に計画できることが必要となる．吸引に使用するデバイスは，吸引量に合わせて，また脂肪細胞を損傷しない状態で回収できるものを使用する．吸引部の準備として，出血を軽減し，脂肪吸引を容易にするためのトゥメセント法がある．丁寧な吸引操作で，移植に必要な量だけを採取することを心がける．移植のための脂肪吸引であるから，ドナーの合併症は最小限に留めるようにすることが重要である．

はじめに

注入移植を前提とした脂肪吸引は，痩身目的の脂肪吸引と異なる点がいくつかある．吸引脂肪を，清潔な状態で回収する必要がある．また，できるだけ脂肪細胞を破壊しないような方法で吸引することが望ましい．ここでは，移植後の生着を高めることに配慮した脂肪吸引法について解説する．

吸引部位と吸引量

移植部位とその目的によって，注入する吸引脂肪量は異なる．顔面への移植では，10～50 mL 程度の脂肪採取が必要となる場合が多く，吸引部位は，腹部，大腿部，殿部，また上腕などから選択する．一方，乳房への移植では，片側 150～300 mL 程度とある程度まとまった量の脂肪を必要とする．吸引部位は，腹部，腰背部，大腿部などが挙げられるが，体位変換の不要な腹部や大腿前面から採取する場合が多い．乳房再建において，複数回の脂肪注入を予定している場合，同じ部位からの吸引は避けることが望ましい．過去に脂肪吸引を行っている部位からの吸引は，線維化して採取が難しいことがある．1回目は腹部，2回目は大腿部をドナーとするなど，事前に全体の計画を立てる必要がある．

採取可能な脂肪量は，体重と BMI が1つの目安となるが，アスリートで皮下脂肪が極端に少ない

* Yuko ASANO，〒296-8602　鴨川市東町 929 番地　亀田総合病院乳腺センター乳房再建外科

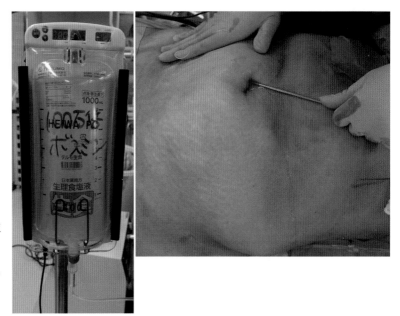

図 1.
トゥメセント法
　a：輸液用加圧器に，トゥメセント液（生理食塩水 1,000 mL にエピネフリン 1 mg を付加した溶液）を装着する．
　b：下腹部皮下脂肪層に，トゥメセント液を注入しているところ

症例もあるため，術前に皮下をつまんで確認しておくことが必要である．痩せている症例では，腹部と大腿前面などの複数の部位から吸引して，量を確保するようにする．狭い範囲から大量の吸引を行うと，術後に凸凹の変形をきたすため注意する．

　脂肪の採取部位と移植後の生着について，部位による脂肪細胞の生存（viability）には差がないという報告[1]や，下腹部の脂肪は側腹部と比べて脂肪の生存がよいとする報告[2]もあるが，脂肪移植のための採取部位としてどの領域が最適であるかについての結論は出ていない．

吸引部の準備

　出血を軽減し，脂肪吸引を容易にするために，吸引に先立ってエピネフリン加生理食塩水を皮下脂肪内に注入する方法をトゥメセント法（tumescent technique）と呼ぶ．局所麻酔下に脂肪吸引を行う場合には，リドカインを溶液に追加する．乳房への注入のように，全身麻酔下に行う場合は局所麻酔薬を混合する必要はない．1,000 mL の生理食塩水に，エピネフリン 1 mg を混合した溶液を用意する．臍部や鼠径部などの目立たない部位に 3 mm 程度の皮膚切開を行い，トゥメセント用

のカニューラを挿入して溶液を皮下に浸潤させる．狭い範囲から少量の脂肪吸引を行う場合は，生理食塩水のバッグと連結した 50 mL のシリンジ内に，溶液を満たしながら注入を行う．広い範囲から多量の脂肪吸引を行う場合は，輸液用の加圧器を利用すると時間の短縮になる．トゥメセント液は，吸引予定部位より一回り広い面積に注入するため，腹部の場合は 800〜1,000 mL，また大腿前面の片側で 600〜800 mL 程度の量を使用することが多い（図 1）．

　基礎研究で，トゥメセント液に使用するリドカインやエピネフリンは脂肪細胞と移植後の生着に影響を与えないとする報告がある[3][4]．一方で，リドカインの曝露は，吸引脂肪から分離した間質血管細胞群（stromal vascular fraction；SVF）と脂肪由来脂肪幹細胞（adipose-derived stem cells；ASCs）の生存に悪影響を及ぼすという報告もある[5]〜[7]．

　局所麻酔をトゥメセント液に混合する場合は，リドカインが過剰に体内に吸収されて中毒を引き起こさないように注意する．複数領域からの脂肪吸引を予定している場合，一領域の注入を終えたら他の部位へ注入せずに，最初の領域から脂肪吸引を完了させるようにする．

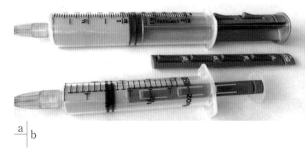
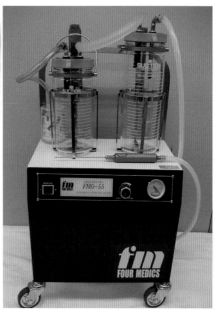

図 2.
脂肪吸引のデバイス
　　a：手動式脂肪吸引器（Tulip® Medical Products
　　　カタログより写真引用）
　　b：動力式脂肪吸引器（リポサクションユニット
　　　FMO-55，有限会社フォーメディックスより写
　　　真提供）

脂肪吸引

1．脂肪吸引に用いるデバイス

　脂肪吸引には，大きく分けて2つの方法がある．シリンジに低圧をかけて吸引する方法と，もう一方は，動力式の持続陰圧脂肪吸引器を使用する方法である（図2）．手動のシリンジによる吸引方法は，少量の採取に使用することが多い．Colemanの方法[8]に代表されるように，脂肪吸引専用のルアーロック式シリンジもある．移植量が100 mLを越える場合は，動力式脂肪吸引器を用いる方が，短時間で採取することができる．吸引した脂肪を体内へ戻すため，中間瓶を接続して清潔な状態で脂肪を回収する必要がある．

　使用する脂肪吸引法による，採取された脂肪細胞への影響を比較した多くの研究がある．シリンジによる吸引法で採取した方が，持続陰圧式吸引器で採取した脂肪に比べて損傷が少ないという報告[9]があるが，陰圧の強さによって脂肪の生存には差が出ないという報告[10]もある．

　脂肪吸引に用いるカニューラは，細すぎるものを使用すると脂肪細胞が破壊される可能性がある．脂肪細胞の生存のためには，大口径のものが望ましいが[11][12]，ドナーへ与える損傷が大きくなる．バランスを考慮して，多くの術者が径2 mm～4 mmのカニューラを使用している．またカニューラの側面の穴のサイズと大きさも，様々なモデルが開発されている．

2．脂肪吸引の実際

　トゥメセント液の注入と同じ切開部より，吸引用カニューラを挿入して行う．動力式脂肪吸引器を使用する吸引では，カニューラを切開部から少し挿入してから陰圧をかけると，その後のカニューラの方向と深さをコントロールしやすい．カニューラを把持する手と反対側の手で，皮膚が張るような状態を保ちながら吸引する（図3-a）．ドナーとして，多く選択される腹部と大腿部前面の場合の吸引孔とカニューレの動かす方向を図3-bに示す．最初は，遠位部から吸引を開始し，徐々に皮膚切開部近くの吸引に移るようにする．扇状に動かして，同じ箇所を何度も通らないようにする．吸引の層は，カニューラが筋膜に接することなく，また皮下の浅すぎる層も避けるような深さをイメージしながら吸引する．図4に，腹部から吸引する場合の，トゥメセント液の注入前と吸引しているところのエコー所見を示す．

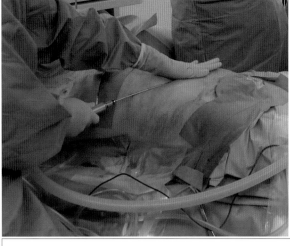

図 3.
脂肪吸引
　a：臍部の小切開から，下腹部の吸引を
　　　しているところ
　b：代表的な吸引部位と，皮膚小切開
　　　（赤点）ならびにカニューレの動かす方
　　　向（青線）を示す．遠位（薄い水色）から
　　　開始し，手前の近位（濃い水色）へ移る
　　　イメージで吸引する．

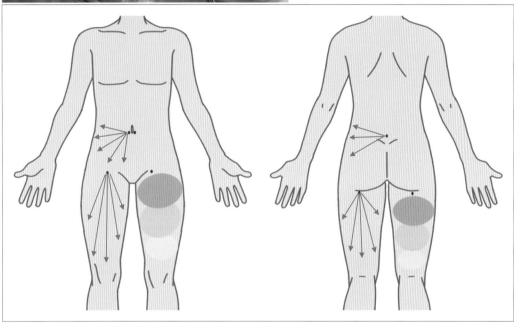

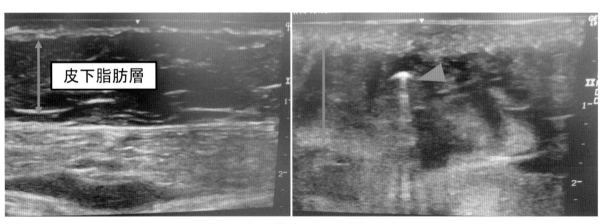

皮下脂肪層

a｜b

図 4. 腹部のエコー所見
　a：腹部ドナーの手術前のエコー所見（オレンジ矢印が皮下脂肪層に相当する）
　b：トゥメセント液の注入後に吸引しているところ（青矢頭がカニューレの先端）

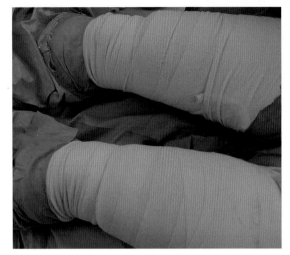

図5. 吸引部の管理
大腿からの吸引後に，弾性包帯を巻いて圧迫しておく．

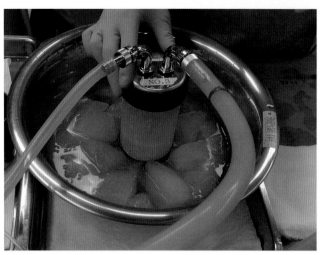

図6. 吸引脂肪の回収
吸引脂肪は，清潔な中間瓶に回収し，冷温に保つ．

吸引が終了したら，余分なトゥメセント液を吸引孔から排出させ，大腿では，術中に滅菌された弾性包帯を強めに巻いておく（図5）．術後の疼痛管理のために，局所麻酔薬をドナーに注入する場合もある．皮膚切開部は真皮縫合を行ってからドレッシングをする．術野が広く，トゥメセント液が入ったあとは低体温になりやすいため，吸引操作が終了したら腹部や大腿部には滅菌布をかけておき保温に配慮する．

採取した脂肪は室温に放置すると脂肪細胞が破壊するため[13]，移植材料は低い温度に保ち，なるべく速やかに注入することが望ましい（図6）．乳房再建の場合は，レシピエント側の操作も吸引と同時にスタートして，吸引と同じタイミングで終了させるようにする．

吸引部位の術後管理および合併症

吸引後は，1週間程度，吸引部の圧迫を指導する．腹部の場合はバストバンドやガードルなどを，また大腿部の場合は医療用の弾性ストッキングを着用させる．皮下出血斑は，2週間程度で軽快するので心配ないことを患者へ説明しておく．吸引部の重篤な合併症として，腹部からの吸引は腹膜の損傷が生じる報告がある．また浅い層から過度の吸引を行うことによって，皮膚潰瘍を生じ

る可能性もある．不均一な吸引による皮膚の凹凸不整は，吸引後半年から1年目ぐらいに目立ってくる．丁寧な吸引操作で，移植に必要な量だけを採取することを心がける．痩身が目的ではなく移植のための脂肪吸引であるから，ドナーの合併症は最小限に留めるようにすることが重要である．

まとめ

移植後の生着率を高めることを目的とした多くの基礎研究がこれまでに行われてきた[14][15]．生着率を高めるためのデバイスの開発，技術の進歩といった歴史的背景を知り，安全に脂肪の採取を行うことが重要である．

参考文献

1) Rohrich, R. J., et al. : In search of improved fat transfer viability : a quantitative analysis of the role of centrifugation and harvest site. Plast Reconstr Surg. 113 : 391–395, 2004.
   Summary 腹部，脇腹，大腿部，および膝から採取した脂肪細胞の生存に差がない．
2) Padoin, A. V., et al. : Sources of processed lipoaspirate cells : influence of donor site on cell concentration. Plast Reconstr Surg. 122 : 614–618, 2008.
   Summary 下腹部および大腿内部から採取した脂肪には，間葉系幹細胞の濃度が高かった．

3) Moore, J. H. Jr., et al.：Viability of fat obtained by syringe suction lipectomy：effects of local anesthesia with lidocaine. Aesthetic Plast Surg. **19**：335-339, 1995.
　Summary　リドカインは，脂肪細胞へ最終的には影響を与えない．

4) Shoshani, O., et al.：The effect of lidocaine and adrenaline on the viability of injected adipose tissue—an experimental study in nude mice. J Drugs Dermatol. **4**：311-316, 2005.
　Summary　リドカインとエピネフリンからなる局所麻酔溶液は，脂肪細胞の生存率に影響を与えない．

5) Girard, A. C., et al.：New insights into lidocaine and adrenaline effects on human adipose stem cells. Aesthetic Plast Surg. **37**：144-152, 2013.

6) Wang, W. Z., et al.：Lidocaine-induced ASC apoptosis（Tumescent vs. Local anesthesia）. Aesthetic Plast Surg. **38**：1017-1023, 2014.

7) Goldman, J. J., et al.：Tumescent liposuction without lidocaine. Plast Reconstr Surg Glob Open. **4**：e829, 2016.

8) Coleman, S. R.：Hand rejuvenation with structural fat grafting. Plast Reconstr Surg. **110**：1731-1744, 2002.

9) Nguyen, A., et al.：Comparative study of survival of autologous adipose tissue taken and transplanted by different techniques. Plast Reconstr Surg. **85**：378-386, 1990.
　Summary　陰圧吸引器による採取は手動式シリンジ法と比較して，脂肪細胞の損傷が大きい．

10) Molitor, M., et al.：The influence of low- and high-negative-pressure liposuction and different harvesting sites on the viability and yield of adipocytes and other nucleated cells. Aesthetic Plast Surg. **45**：2952-2970, 2021.
　Summary　吸引の圧や吸引部位は，採取した脂肪細胞の生存に影響を与えない．

11) Kirkham, J. C., et al.：The impact of liposuction cannula size on adipocyte viability. Ann Plast Surg. **69**：479-481, 2012.
　Summary　3 mm より 5 mm のカニューラの方が脂肪細胞の生存がよかった．

12) Ozsoy, Z., et al.：The role of cannula diameter in improved adipocyte viability：A quantitative analysis. Aesthet Surg J. **26**：287-289, 2006.
　Summary　4 mm, 3 mm, 2 mm の口径のカニューラを使用して，大口径の方が脂肪細胞の生存はよかった．

13) Matsumoto, D., et al.：Influences of preservation at various temperatures on liposuction aspirates. Plast Reconstr Surg. **120**：1510-1517, 2007.

14) Shim, Y. H., Zhang, R. H.：Literature review to optimize the autologous fat transplantation procedure and recent technologies to improve graft viability and overall outcomes：A systematic and retrospective analytic approach. Aesthetic Plast Surg. **41**：815-831, 2017.
　Summary　脂肪注入移植の生着に及ぼす技術について行われた研究のレビュー．

15) Shauly, O., et al.：Fat grafting：Basic science, techniques, and patient management. Plast Reconstr Surg Glob Open. **10**：e3987, 2022.
　Summary　脂肪注入移植の生着に及ぼす技術について行われた研究のレビュー．

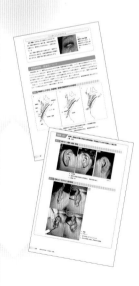
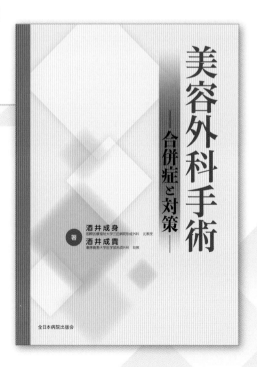

PEPARS No.198：27-33，2023

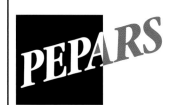

◆特集／実践 脂肪注入術─疾患治療から美容まで─

注入脂肪組織の preparation 2：分離精製

水野 博司*

Key Words：分離精製(separation/purification)，遠心分離(centrifugation)，フィルタリング(filtering)，沈降(sedimentation)，標準化(standardization)

Abstract 脂肪注入術に際しては吸引脂肪からチュメセント液や血球成分，破壊された脂肪細胞など不要な成分をできるだけ除去し，かつ脂肪組織幹細胞を含んだ間質細胞など注入脂肪の生着に有益となる成分を多く含んだ状態に分離精製することが大切である．それを達成するためこれまで多くの分離精製法が検討されているが，未だ標準化された方法の確立には至っていないのが現状である．しかし少しでも理想的な分離精製を行うことが脂肪注入術において安定した結果をもたらすことを踏まえて実施することが重要である．

はじめに

脂肪注入移植術は顔面の細かなシワや手背のシワなどに対する若返りを目的としたとした治療や中等度の陥凹変形，乳房再建，豊胸など軟部組織の増大を目的とした治療法として，その有用性が示されてきた．かつては脂肪注入移植術後の多くの合併症(硬結，石灰化，移植された脂肪の壊死など)の影響で推奨される治療法ではなかったが，Coleman 法に代表される革新的な注入手技の登場や脂肪組織が内包する幹細胞や液性因子を考慮した移植法の検討によって現在では一部の疾患治療に対して保険収載されるなど，許容されるべき有効な治療手段となっている．

生体のどんな組織を移植するにしても目的の場所に確実に生着するためには移植床からの十分かつ安定した血流供給が不可欠であり，血流不足の移植組織は変性・壊死を意味する．とりわけ脂肪組織は皮膚や骨軟骨と違い非常にもろく繊細な組織であるだけに採取方法，分離精製処理方法，および移植方法には格別の注意を払わなければならない．

脂肪注入移植を考える上で重要なステップは3つある．まずは ① 生着効果の最もよい脂肪吸引法は何か，次に ② 得られた吸引組織から移植に用いる脂肪組織をどのように分離精製処理するのが最もよいか，そして最後に ③ どのような注入技術で脂肪移植をするのが最も適切か，ということである．これらのステップのうち，② に関してはこれまで最も議論され，数多くの方法に対して科学的に検証されてきた分野である．本稿においては ② に関するこれまでの検証結果や EBM に基づく最適な分離精製法とはどのようなものかについて紹介する．

* Hiroshi MIZUNO，〒113-8421 東京都文京区本郷 2-1-1 順天堂大学大学院医学研究科形成再建外科学，主任教授

脂肪組織の分離精製の目的と
種類および留意点について

　脂肪組織の分離精製処理の目的は移植に必要な脂肪組織，具体的には生きた脂肪細胞や脂肪組織間質中に含まれ脂肪の定着に役立つ細胞群や間質組織を最大限かつ効果的に獲得することである．

　脂肪吸引によって得られた組織には皮下脂肪の他に，吸引に先立ち局所に注入されたチュメセント液（生理食塩水，エピネフリン，局所麻酔薬などで構成）や脂肪吸引中に起こる皮下出血による血液，さらに脂肪吸引術によって破壊された脂肪細胞や間質組織の断片（debris）が混入している．これらのほとんどは吸引した組織を一定時間静置しておくことで構成成分の比重によってある程度分離され，特に液体成分は重力によって下方に沈むことでかなりの部分が分離可能となるが完全ではない．そのため脂肪組織の生着に寄与しないと思われる様々なものをできるだけ除去することで効果的な脂肪移植が達成されるとのことから後述する多くの分離精製法が検討され実行されている．

　脂肪組織を構成する細胞成分としては成熟脂肪細胞（adipocytes）およびその前駆細胞（preadipocytes）や，組織の間質中に存在し血管壁を構成する血管内皮細胞（endothelial cells）や周細胞（pericytes），免疫関連細胞（immune cells），線維芽細胞（fibroblasts）などが存在するが，多分化能を有こする脂肪組織幹細胞（adipose-derived stem cells；以下，ASCs）はこれまでの研究から主として血管壁の周辺に存在することがわかっている[1]．したがって脂肪注入移植とは，単に成熟脂肪細胞のみを移植することではなく，これらの細胞集団をまとめて移植することを意味する．加えて，ASCs は上皮成長因子（epidermal growth factor；EGF），血管内皮細胞増殖因子（vascular endothelial growth factor；VEGF），血小板由来増殖因子（platelet-derived growth factor；PDGF），肝細胞増殖因子（hepatocyte growth factor；HGF），インスリン様成長因子（insulin-like growth factor；IGF），トランスフォーミング増殖因子ベータ（transforming growth factor-β；TGF-β）など多くの増殖因子を内包していることが知られている[2]．そしてこれらの増殖因子は移植された脂肪組織の生着維持に寄与するだけでなく移植されたレシピエント環境から血管新生の誘導を促し移植された脂肪組織の生着率向上に寄与する．すなわち脂肪注入移植というのは単に構造的な脂肪組織を移植するという概念にとどまらず，多種多様な液性因子およびそれらを放出する細胞集団を同時に移植することを意味し，そうした効果をできる限り脂肪組織の中に維持できるような分離精製処理の方法が確立されることが極めて重要だと言える．

　以下に代表的な精製分離法を紹介するとともにそれらの長所や短所，科学的裏付けについて詳述する．

1．重力による分離精製

　吸引した脂肪組織を静置させ，その中に含まれるチュメセント液成分や血球成分を組織の比重によって分離する方法であり，欧米では sedimentation（沈降）とも呼ばれる．脂肪組織成分の方が液状成分より軽いため，液状成分が下に，脂肪組織成分が上に分離される．その後移植に不必要な液状成分を廃棄して（これを decanting と言う），移植材料を作成する．その際には脂肪組織を生理食塩水で洗浄した上で重力によって分離精製し，これを複数回繰り返す方法が余分な血球成分を除去する上で効果的となる．

　重力による分離方法の一番のメリットは遠心分離などの他の方法と異なり細胞成分に過剰な負荷をかけることがないため組織の viability を最大限に保つことができる点である．しかしながら重力に頼る分離はどうしても限界があり，脂肪組織中と一部混在した液状成分を完全に除去することはできないため，そこに含まれる血球成分など不必要な分画まで一緒に移植してしまうことになる．その結果，脂肪組織の濃縮度が遠心分離操作よりも劣るため顔面などに対する少量の脂肪注入移植

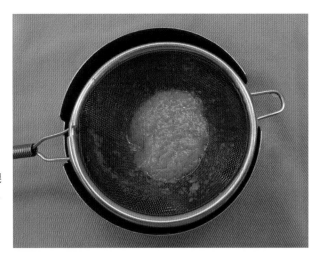

図 1.
"茶こし器"を利用した脂肪組織の分離精製
重力によって液性成分を容易に濾過することが可能である.
（文献 3 より転載）

などでは脂肪注入量の評価がしづらくなる場合もある.

2．茶こし器を用いた脂肪組織の分離・精製

近年のように脂肪注入術が一般的になる以前より，我が国では吸引脂肪組織の精製分離の目的で"茶こし器"が多く用いられていた[3]（図1）．"茶こし器"の利点は，① 安価である，② 吸引された脂肪に含まれる多くの液性成分を簡便に素早く濾過することが可能で，容易に注入する脂肪組織を準備することができる点などである．しかしながら基本的には重力に依存する形での分離精製となることから十分に濃縮された脂肪組織を得るには限界があるのと，"茶こし器"は ① 医療機器ではないために滅菌方法や耐用年数などの点で必ずしも安全性が担保されているとは言い切れない点があること，② 網目のサイズも大きいため液性成分以外にも脂肪移植に有用な細胞成分が濾過されてしまう懸念があること，③ 有用性に関する文献的エビデンスがないことなどの理由から推奨レベルとしては不十分である.

3．コットンガーゼを用いたローリングによる脂肪組織の分離・精製

吸引した脂肪組織をガーゼの上に置き脂肪組織を平坦にすることで液体成分や吸引手技によって破壊された脂肪細胞から出た脂肪滴をガーゼに吸収させ，残った組織を再びシリンジ内に手作業で回収する方法である．この方法は我が国ではあまり一般的ではないが，"茶こし器"同様，ほとんどコストがかからず操作も簡単である上，ローリングで分離された脂肪組織の方が遠心分離やフィルタリングによって処理された脂肪組織よりも生存する細胞数や移植脂肪のサイズが大きかったという報告がある[4]．その一方分離精度としては劣る上に脂肪組織の一部がガーゼに付着してしまうため回収効率がやや劣る.

4．フィルターを介した脂肪組織の分離精製

次項で述べる遠心分離処理に代わるものとして，吸引した脂肪組織を生理食塩水で洗浄後，フィルターを介して液状成分を除去するという手法による脂肪精製分離機器が海外の企業によって上市されている．例えば LifeCell 社製の Revolve System®，Puregraft LLC 社製の PureGraft®，Medi-Khan 社製の LipoKit® などは内部のフィルターを介して液状成分のみならず，血球成分，細胞断片，油滴などを除去することが可能でありその除去効率は遠心分離処理と比べて同等かそれ以上の能力を有すると謳われている[5][6]．しかしながらこれらの検証結果は企業独自の研究デザインに基づいたもので第3者による検証結果に基づいたものでないという点で客観性に劣る．加えて移植脂肪の濃縮度や移植後の生着割合などに関する点で遠心分離と比べて上回っているかどうかの検証も明らかでなく今後詳細な検討が望まれるところである.

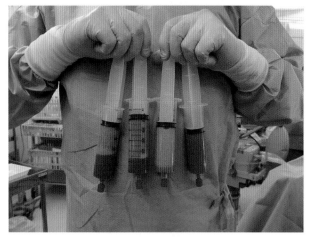

図 2.
脂肪吸引後一定時間静置しておいた状態の
脂肪組織
重力によってある程度の分離がされている
が，脂肪組織中にはまだチュメセント液や
血液成分が混入している.

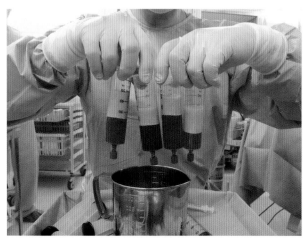

図 3.
遠心分離後の脂肪組織の状態
静置の状態よりもよりはっきりと分離さ
れ，最上層には脂肪細胞が破壊された結果
出てきた油滴，中間層には濃縮された脂肪
組織，最下層には液状成分が存在する.

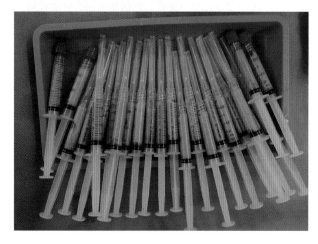

図 4.
分離精製された脂肪組織を注入用の小さな
シリンジに移し替えた状態

5．遠心分離による分離精製

　遠心分離は脂肪吸引によって得られた脂肪組織
から移植するための脂肪組織を分離精製する最も
標準的な方法である.

　シリンジ内に存在する吸引脂肪組織を遠心分離
すると，シリンジ内の組織はそれらの比重に応じ
て3層に分離される．最上層には一部の脂肪細胞
が物理的に破壊された結果出てきた油滴，その下
には濃縮された脂肪組織，そして最下層には液状
成分となる．このうち中間層の脂肪組織のみを回
収して移植に供する（図2〜4）.

　遠心分離の回転速度を上げれば上げるほど，ま

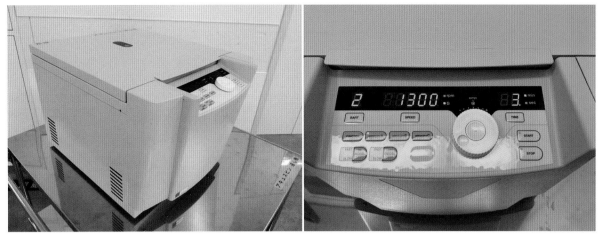

図 5. グンゼメディカル社製脂肪組織遠心分離器「アキュスピン®」
回転速度 1,300 g，回転時間 3 分後で分離精製することが多い．

た回転時間が長ければ長いほど脂肪組織の分離・濃縮効果は高まるが，組織に負荷をかける分だけ組織に対する障害も増すことになる．よってどのような遠心分離条件が移植脂肪の viability を最大限温存し，定着を最大限発揮させるかについて，これまで多くの研究がなされてきた．

一方，我が国における遠心分離器は，従来その適応が全て供血用の血液分離を目的とした遠心分離器しかなく，脂肪移植のための精製分離を目的とした遠心分離器が存在しなった．しかし脂肪注入術の保険適用を達成するため薬事承認を得た機器も出てきた．我々の施設においてはグンゼメディカル社製のアキュスピン® を使用している．本機器は通常のロック付きシリンジに吸引した脂肪組織を移し替え，キャップをした状態で遠心分離をかけた後にキャップを外し，不要の液状成分を破棄した後にコネクターを取り付けた状態で注入用の小さめのシリンジに移し替えることで移植脂肪のコンタミネーションを極力避ける工夫がなされている（図 5）．

理想的な遠心分離条件とは何か

いわゆる "Coleman Technique" の名で知られ，今日の脂肪注入移植の有用性を世界中に示した Coleman は 1998 年に発表した最初の論文で，遠心分離の条件を 3,000 rpm（約 1,200 g），回転時間が 3 分間としており，現在においてもこの条件が最も許容された条件となっている[7]．その後遠心分離の最適な条件設定に関して，生存する脂肪細胞の量，ASCs の viability や残存数を評価基準にして，遠心分離の回転速度，遠心分離時間を検討した数多くの論文が発表された．

2002 年 Boschert らは吸引脂肪の遠心分離の際，回転速度 50 g で統一し，様々な回転数で比較検討したところ，2 分以上に設定しても分離された脂肪組織の割合は増加することはなかったと報告している[8]．2008 年 Kurita らは遠心速度条件に関し，脂肪移植および脂肪組織幹細胞の両者の生存の観点で比較した．その結果，過剰な遠心分離は成熟脂肪細胞および脂肪組織幹細胞の両者を破壊する結果となり，1,200 g（3,000 rpm），3 分間という条件が望ましいと結論付けた[9]．同様に Xie らは異なる遠心速度によって脂肪細胞の viability が変化するかどうかを調べたところ，1,145 g（4,000 rpm）以上の速度によって著しく viability が落ちると報告している[10]．しかしその一方で Pulsfort らは遠心分離自体に脂肪細胞の生存度を下げるといった影響はなかったと報告している[11]．2011 年 Ferraro らは，30 名の患者に対し Coleman 法（3,000 rpm（約 1,200 g），回転時間 3 分間），筆者らの方法（1,300 g，回転時間 5 分間），および重力による分離精製の 3 群で比較した

ところ，Coleman 法においては術後 1 年の時点で移植脂肪のおよそ 50％が吸収された一方で，筆者らの方法では 80％の患者において吸収を認めなかったとしている[12]．これらの多くの報告を見ても，どのような遠心分離条件が脂肪移植材料にとって最も望ましいのかは確定させることは困難と言えるが，これらのエビデンスをもとに 2009 年にアメリカ形成外科学会の脂肪移植に関するタスクフォース（ASPS Fat Graft Task Force）によって発表されたガイドラインでは，シリンジ内に採取された吸引脂肪組織ができるだけ外気に接触しない条件のもと，遠心分離の回転数が 3,000 rpm（約 1,200 g），回転時間が 3 分間という条件が，生存する脂肪組織から混在する血液，血清，ダメージを受けた脂肪細胞を除去するのに最も推奨される条件であると提言している[13]．これは，適切な遠心分離条件というのは単に脂肪細胞や ASCs を凝縮するだけでなく，内在するいくつかの血管新生関連増殖因子もまた凝縮することが言われており[2)9)]，ASCs や血管新生関連増殖因子濃度が脂肪移植の生着率にかなり相関しているのではないかといった研究結果も背景となっている[14]．ただ遠心分離速度が 3,000 rpm（約 1,200 g）を超えると脂肪細胞レベルでのダメージが大きくなり最終的な生着率の低下をきたすことが明らかになっているため推奨されない．

脂肪分離精製プロトコールの標準化は可能か

これまで述べてきた通り移植する脂肪の分離精製手法には実に多くの方法があり，どの方法が最も理想的なものか，言い換えれば脂肪分離精製プロトコールの標準化は可能なのかどうかは今後の脂肪注入術の信頼性と安全性に極めて重要となる．これらを検証すべく，システマティックレビューを含むいくつかの論文が報告されている．

2012 年 Gir らは脂肪注入移植に関する研究のうち脂肪分離・精製処理に関するのみならず脂肪採取の方法，採取場所，注入手技などに関する過去の文献についてシステマティックレビューを行

い，極めて信頼性の高い論文とされている[15]．この中では脂肪分離精製処理に関する 4 つの臨床研究ならびに 10 の比較研究に関するレビューを行っているが，すべての文献的エビデンスを勘案しても，どのような脂肪細胞の分離精製処理方法が最も優れているのかといったデータは確定できず，遠心分離を用いる際には処理条件として遠心速度が 3,000 rpm（1,200 g）以下とすることで脂肪細胞の損傷を最小限にとどめることが可能としているといった程度の結論となっている．その後 2015 年に Strong らによって発表された論文においても，分離精製方法や遠心分離速度に関する検証が脂肪吸引のドナー部位による相違，ドナーに対する前処置の相違，脂肪吸引の方法やカヌラの種類，脂肪注入方法とともに検証されている[16]．それによれば，動物実験においても実臨床においても，よりよいアウトカムは分離精製方法の違いによって有意な差は見出されなかった．

おわりに

脂肪注入移植術にあたっては，脂肪吸引前の事前準備，脂肪吸引手技，吸引脂肪の分離精製処理，そして注入方法に至るすべての工程で適切な取り扱いを行うことが肝要である．この一連の工程をプロトコール化して標準化・最適化できればある程度の知識と技術を持った形成外科医であれば誰でも一定の結果を得ることが可能となる．その中でも吸引脂肪の分離精製・浄化処理ステップこそがまさに玉石混交とも言えるほど様々な方法が存在し，どの方法が最も理想的なのか検証を加えられているにも関わらず今なお最適解が見つかるに至っていない．脂肪注入移植が一部の疾患に保険適用となったが，本術式が普遍的な治療手段となるためには少しでも標準化された分離精製プロトコールを確立することが極めて重要であろう．

参考文献

1) Zuk, P. A., et al.：Multilineage cells from human adipose tissue：implications for cell-based thera-

pies. Tissue Eng. **7**：211-228, 2001.

Summary 脂肪組織幹細胞の存在を世界で最初に記した論文.

2）Pallua, N., et al.：Content of the growth factors bFGF, IGF-1, VEGF, and PDGF-BB in freshly harvested lipoaspirate after centrifugation and incubation. Plast Reconstr Surg. **123**：826-833, 2009.

3）市田正成：【"安心・安全"な脂肪吸引・注入マニュアル】少量注入のための，安全で効果的な脂肪吸引. PEPARS. **138**：1-6, 2018.

4）Fisher, C., et al.：Comparison of harvest and processing techniques for fat grafting and adipose stem cell isolation. Plast Reconstr Surg. **132**：351-361, 2013.

5）Zhu, M., et al.：Comparison of three different fat graft preparation methods：gravity separation, centrifugation, and simultaneous washing with filtration in a closed system. Plast Reconstr Surg. **131**：873-880, 2013.

6）Ansorge, H., et al.：Autologous fat processing via the revolve system：quality and quantity of fat retention evaluated in an animal model. Aesthet Surg J. **34**：438-447, 2014.

7）Coleman, S. R.：Structural fat grafting. Aesthet Surg J. **18**：386-388, 1998.

Summary 脂肪注入移植術の有用性とその効果について記されており，これ以降脂肪注入移植術が見直されるきっかけになった価値ある論文.

8）Boschert, M. T., et al.：Analysis of lipocyte viability after liposuction. Plast Reconstr Surg. **109**：761-765, 2002.

9）Kurita, M., et al.：Influences of centrifugation on cells and tissues in liposuction aspirates：optimized centrifugation for lipotransfer and cell isolation. Plast Reconstr Surg. **121**：1033-1041, 2008.

Summary 理想的な遠心分離の条件を成熟脂肪細胞と脂肪組織幹細胞の両面から検証した論文.

10）Xie, Y., et al.：The effect of centrifugation on viability of fat grafts：an evaluation with the glucose transport test. J Plast Reconstr Aesthet Surg. **63**：482-487, 2010.

11）Pulsfort, A. K., et al.：The effect of centrifugal forces on viability of adipocytes in centrifuged lipoaspirates. Ann Plast Surg. **66**：292-295, 2011.

12）Ferraro, G. A., et al.：Effects of a new centrifugation method on adipose cell viability for autologous fat grafting. Aesthetic Plast Surg. **35**：341-348, 2011.

13）Gutowski, K. A., et al.：Current applications and safety of autologous fat grafts：a report of the ASPS Fat Graft Task Force. Plast Reconstr Surg. **124**：272-280, 2009.

14）Philips, B. J., et al.：Prevalence of endogenous CD34＋ adipose stem cells predicts human fat graft retention in a xenograft model. Plast Reconstr Surg. **132**：845-858, 2013.

15）Gir, P., et al.：Fat grafting：evidence-based review on autologous fat harvesting, processing, reinjection, and storage. Plast Reconstr Surg. **130**：249-258, 2012.

Summary 脂肪注入移植術における脂肪採取，分離精製法，注入手技に関するシステマティックレビュー.

16）Strong, A. L., et al.：The current state of fat grafting：a review of harvesting, processing, and injection techniques. Plast Reconstr Surg. **136**：897-912, 2015.

PEPARS No.198：34-40, 2023

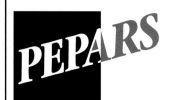

◆特集／実践 脂肪注入術—疾患治療から美容まで—

脂肪注入手技：
基本手技とデバイス

武藤真由[*1]　角田祐衣[*2]　佐武利彦[*3]

Key Words：乳房再建術（breast reconstruction），脂肪注入術（fat grafting）

Abstract　現在，脂肪注入は組織欠損を補う，組織を増大する方法として，形成外科の様々な分野で使用されている．ドナー部に大きな手術瘢痕を作ることがなく，手術時間は短く，手術手技も煩雑ではないことから，比較的取り入れやすい手技だが，その結果は安定しにくい．丁寧な手術手技と，丁寧な患者説明およびフォローアップが求められる．本稿では，脂肪注入のデバイスと基本手技についての重要ポイントについて示した．

はじめに

　組織欠損を補う，組織を増大する方法として，脂肪注入は，ドナー部に大きな手術瘢痕を作ることがなく，手術時間は短く，手術手技も煩雑ではないことから，比較的取り入れやすい手技である．しかし術後の結果は，レシピエント部の状態や，術者の注入手技に依存し，結果は安定しにくい．注入の基本手技に関しては，現在，日本形成外科学会で E-learning による「自家脂肪注入術特別セミナー」や指針として「再建を目的とした自家脂肪注入に対する適正施設基準（2017 年度版）」[1]，日本乳房オンコプラスティックサージャリー学会による「乳房への脂肪移植術の治療手順」[2] など，

学会が主体となり正しい手技が理解できるよう，示されている．日本でも過去には，主に美容外科領域で脂肪注入による豊胸後に巨大石灰化や囊腫の合併症を起こし，大きな変形をきたした症例が報告されている[3]．正しい手技を理解し，合併症を減らし，その結果を評価して自身の手技を振り返り，改善させていくプロセスが重要と考える．本稿では，脂肪注入のデバイスと基本手技についての重要ポイントについて示す．

脂肪注入術

1．脂肪注入で用いるデバイス
① 注入用カニューラ

　現在，脂肪注入のデバイスは様々なものが選択できる．本稿では，乳房再建において筆者らが使用経験のあるデバイスを示すが，様々なデバイスを試用して，自身が扱い易いものを使用するのがよいと考える．

　一般的に脂肪注入で用いられるのは，カニューラと呼ばれる先が鈍になっている細い筒状の器具である（図 1）．筆者らは，注入する際に鋭針は基本的に使用しないようにしている．鋭針での注入

*1 Mayu MUTO, 〒231-0015　横浜市中区尾上町3-28 横浜国際ビル 9 階　Lala ブレスト・リコンストラクション・クリニック横浜，院長
*2 Yui TSUNODA, 〒232-0024　横浜市南区浦舟町 4 丁目 57 番　横浜市立大学附属市民総合医療センター形成外科，助教
*3 Toshihiko SATAKE, 〒930-0194　富山市杉谷2630 番地　富山大学学術研究部医学系形成再建外科・美容外科，教授

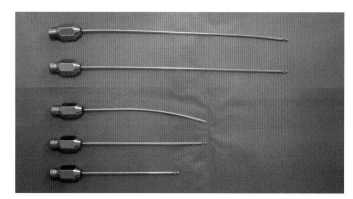

図 1.
コールマン・インフィルトレーション・
カニューラ(Mentor 社，米国)
16 G(内径 1.0 mm)，長さ 15 cm，9 cm，
7 cm のもの

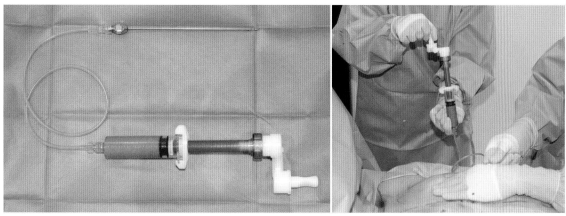

a│b

図 2. スクリューインジェクター(吉川化成，日本)
a：スクリュー式脂肪注入用シリンジに脂肪移植シリンジ用回転ハンドルを
　装着し，脂肪を充填したところ
b：注入しているところ

は，使用するにつれて針の切れが悪くなり，手に伝わる感覚が変化してくるため，自分自身でどこの層に注入しているかの感覚が掴みにくい．また，血管損傷のリスク，気胸のリスクも上がると考える．それに対しカニューラは，注入時の手に伝わる感覚が変わらないため，慣れてくると，自身が現在どこの層に注入しているのかがわかるようになり，その感覚も掴みやすい．例えば乳房では，脂肪層，大胸筋内，肋骨上などの層が，カニューラを動かした時の手に伝わる感覚でわかるようになる．

　筆者らは，図 1 で示す「コールマン・インフィルトレーション・カニューラ(Mentor 社，米国)」の16 G(内径 1.0 mm)，長さ 15 cm や 9 cm，7 cm のものをよく用いている．装着するシリンジは，2.5 cc のロックシリンジを主に用いている．カニューラの太さ，装着するシリンジの大きさによって，

シリンジに同じ圧をかけて注入しても，脂肪の出る量が違ってくるので，使用するデバイスによって，かける圧や注入スピードを調整する必要がある．顔面などではより細くて短いカニューラや 1 cc のシリンジが使用されるが，乳房の場合は総注入量が多いため，時間がかかり過ぎてしまう．注入部位による使い分けが必要である．

　また，回転式で注入速度が一定となるスクリュー式脂肪注入用シリンジもある．「スクリューインジェクター(吉川化成，日本，図 2)」は，ハンドル 1 回転につき 0.5 cc の脂肪が注入可能で，吸引した脂肪を貯めたシリンダーやシリンジから，トランスファーを経由して回転式シリンジに脂肪を充填して使用する．ハンドル 1 回転での注入量が決まっている利点があるが，カニューラを動かす術者，ハンドルを回転させる助手の 2 人が必要で，注入量をコントロールするためには

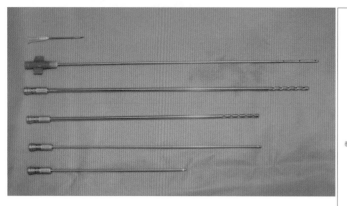
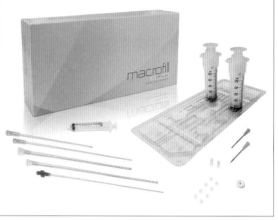

図 3.「脂肪採取・注入キット macrofill（STEMCIS，フランス）」
脂肪採取から注入までの一連の手技がすべてできる単回使用のキットになっている．
下 2 つが脂肪注入用カニューラで，外径 2.1 mm，長さ 20 cm，13 cm のもの

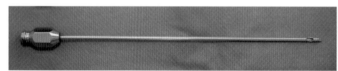

図 4．コールマン V・ベブル（Mentor 社，米国）
リゴトミー用の V 字のカニューラで，14 G，15 cm のもの

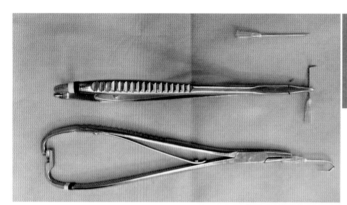
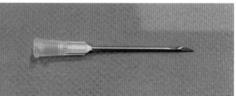

図 5.
リゴトミーに用いる鋭針
　a：18 G を様々な形状に加工したもの
　b：「脂肪採取・注入キット macrofill」
　　に同封されている「18 G NOKOR 針」

声かけをするなど 2 人のコミュニケーションが大切である．

　また，ディスポーザブルで，脂肪採取から注入までの一連の手技が全てできるキットとなった「脂肪採取・注入キット macrofill（STEMCIS，フランス，図 3）」もある．短回使用となっているため衛生的である．この製品を最大限に活かすためには，回転速度・時間がプロトコールとして記憶された専用の電動遠心機を使用する必要があるが，一連の手技がキットとなっているため導入し

やすい．

② リゴトミーで用いるデバイス

　リゴトミーの方法の詳細は後述するが，リゴトミーで用いるデバイスは，コールマン V・ベブル（Mentor 社，米国，図 4）14 G，15 cm のものをよく用いている．脂肪を充填したシリンジを装着して，注入部の瘢痕を切りながら脂肪を注入するデバイスである．またその他，皮膚から直接瘢痕を切離する際は 18 G 針を用いるが，先ほど記述した「脂肪採取・注入キット macrofill（STEMCIS，フ

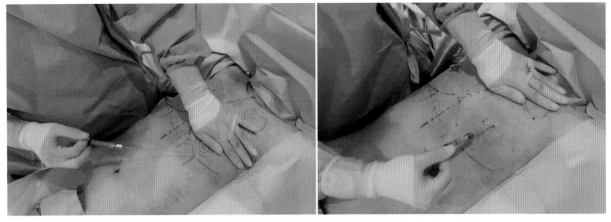

図 6. 乳がんに対する乳房全摘後の乳房に脂肪注入をしているところ
利き手とは逆の手を注入部位に当てて，注入カニューラの先端の位置を常に確認する．

ランス）」に同封されている「18 G NOKOR 針」も非常に使いやすい（図 5）．

2．術前の評価

術前の状態を記録しておくことは重要である．脂肪注入は，術者の技術だけでなく，注入部の状態にも結果が依存するため，術後結果が安定しにくい．また，注入直後は浮腫みの影響もあり腫れているためボリュームがアップするが，徐々に浮腫みが軽減し，また注入脂肪の一部は吸収され，生着する脂肪は一部であるため，経過とともにボリュームは減少する．患者は毎日注入後の創部を見るため，上記で記した経過を辿るうちに，術前の状態がわからなくなり，一度ボリュームが増えて，その後減少するため，脂肪が全くついていないような印象を受けてしまうことがある．患者と手術の術後結果を共有するためにも，術前の状態を記録しておくことは大切である．

我々は主に乳房の手術を行うことが多いが，主に一眼レフカメラ，3D 撮影装置，超音波エコーで，術前後（術前，術後 2 か月（または 1 か月，3 か月），半年）の状態を記録している．

3．脂肪注入の手術手技

① 脂肪注入

注入は目立たない部位に鋭針を用いて針穴を形成し，カニューラを通して，注入部内部の状態を確認する（図 6）．例えば乳がん術後の場合は，以前の手術の影響で，皮下や大胸筋内に，触診上ではわからない硬い瘢痕があることがあるため，注入前に確認する．

脂肪注入の方法は，「少量ずつ」，「多層に」，「多方向から」注入する，「コールマン・テクニック」が基本である[4]．Eto らは，壊死・再生・生着領域という概念とともに，「直径 2 mm 以下の小さな脂肪小滴」として注入することを提唱した．我々は，脂肪注入する際，直径 2 mm 以下の非常に細い線（正しくは円柱）を描くようなイメージで注入している．注入用カニューラを通した後に，注入用カニューラを 10 cm 程度引きながら，0.5～1 cc の脂肪を注入する．実際には乳房に注入する際も，10 cm も引くことができないことも多いため，0.5 cc の脂肪を，カニューラを 5～8 cm 程度引きながら注入しており，2.5 cc のシリンジに脂肪を充填した場合は，5 回以上往復するようにしている．シリンジの内筒を押す力，カニューラの引くスピードによって，「脂肪が描く線の細さ」は違ってくるため，使用するデバイスに慣れるまでは注入前に確認するとよい．

脂肪注入は，見えない部位に注入するため，「どこの層に注入したか」は術者の感覚のみに依存する．層を意識せず注入すると，注入する層が重なり，脂肪滴が癒合してオイルシストを形成しやすくなってしまう．浅層から深層にかけて「多層に」「多方向から」，どの層から注入するか，自身である程度ルールを決めて注入するのがよいと思われ

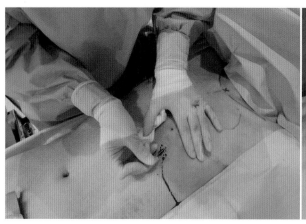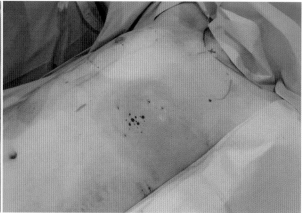

図 7. 乳房再建時にリゴトミーを行っているところ a｜b
a：18 G 鋭針を用いて，乳房皮膚に穴をあけながら，皮下瘢痕を切離する．
b：再建乳房に針穴があいた様子

る．また，乳房に注入する際は，注入する角度を間違えると気胸のリスクがあるため，カニューラの先端で大胸筋下の肋骨，肋軟骨，肋間筋を触り，深さを確かめることで，それ以上深層へ注入しないようにする．また利き手とは逆の手で注入する部位を触り，カニューラの先端がどこにあるかを常に確認すると安心である（図 6）．

そして，注入方法と同等に重要なのが，どのタイミングで注入を終了するか，である．本治療は現在自費診療であるため，費用がかかる分，患者さんの結果への期待もより高い印象がある．できる限り結果を出そうとして注入し過ぎてしまうと，圧が高くなり，かえって生着が悪くなってしまう．触診上，皮膚が固くなるほど注入する．皮膚の毛穴が開大して橙皮様になるほど注入するのは，注入し過ぎである．Khouri らは，組織内圧が 9 mmHg 以下にすべき，と報告している[6]．慣れるまでは，注入後の組織内圧を，コンパートメント症候群の際に組織内圧を計測すると同様の方法で計測してみると，触診上の硬さと組織内圧の関係が掴めるようになる[7]．脂肪注入は，「少量ずつ」，「多層に」，「多方向から」，「注入し過ぎない」の原則を守ることが重要である．

② リゴトミー

「リゴトミー」は，以前の手術の影響，感染後，放射線照射後などの理由により，皮下に硬い瘢痕形成され，硬くてなかなか脂肪が注入しづらい箇所に，鋭針などを用いて瘢痕を切離する方法で，創設者の Gino Rigotti の名に因んでその名前が付けられている[6]．このリゴトミーも，大きな空洞を作らないよう，「多層に」「多方向から」行うことが重要である．形成外科医であればメッシュ状の皮膚移植をした経験があると思うが，そのメッシュを皮下瘢痕に対して 3D 状に行い，その隙間に脂肪を注入することを繰り返すことで，皮下瘢痕により固く拘縮した部位を，蜂の巣状に立体的に広げることが可能となる[6]．

リゴトミーを行う際，私たちは，先端が V 字になっているカニューラ（コールマン V・ベブル（Mentor 社，米国））の 14 G，15 cm のものをよく用いている．注入用カニューラと同様に，脂肪を充填した 2.5 cc のシリンジを装着し，V 字カニューラを挿入する時に瘢痕を切離し，引きながら脂肪を注入することを繰り返す．このカニューラは 14 G であり，16 G の注入カニューラより口径が太いため，シリンジに同じ圧をかけて注入すると，注入される脂肪の量は多くなり，描く脂肪の線は太くなってしまう．シリンジにかける圧を調整するか，カニューラを引くスピードを早くする必要がある．

また皮下瘢痕が皮膚に癒着しており，皮膚の伸展が悪い部位に対しては，18 G の鋭針を用いて，皮膚に直接針穴を開けながら瘢痕を切離することもある（図 7）．この針穴の瘢痕は白色瘢痕となり

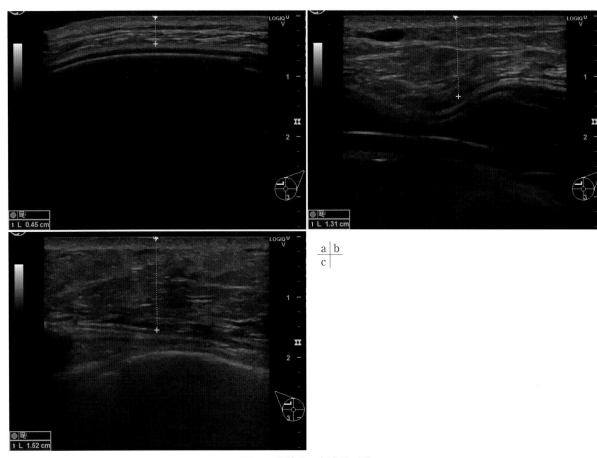

図 8. 術前後の超音波画像

a：術前．ティッシュエキスパンダーが挿入されており，皮膚からエキスパンダーまでの距離は 0.45 cm である．

b：1 回目脂肪注入術後半年．エキスパンダー内の生理食塩水を減量しているが，まだ挿入されている．皮膚からエキスパンダーまでの距離は 1.31 cm である．

c：2 回目脂肪注入術後半年．エキスパンダーは抜去されている．皮膚から肋間筋までの距離は 1.52 cm である．

目立たなくなることが多く，肥厚性瘢痕やケロイドになった経験はないが，ケロイド体質の患者には行わない方がよいと考えている．また鋭針を用いるため，気胸を起こすことがないよう，深く刺入しないよう注意が必要である．

リゴトミーは行い過ぎると，大きめの空洞を形成してしまい，そこに脂肪がプールされるとオイルシストとなるので，一度の手術ですべての瘢痕を解除しようとはせず，複数回の手術を計画して徐々に行うことが大切である．

4．術後管理と術後評価

脂肪注入術後は，1 か月程度の期間，注入部の安静や圧迫を避けるよう指示している．具体的には乳房の場合は，患側の肩関節の安静を保ち，重いものを持つ，締め付けるような下着の装着を禁止している．

術後は，術前評価で触れたように，一眼レフカメラ，3D 撮影装置，超音波エコーで評価している．前述した通り，患者は毎日，術後経過を見ているので，術前の状態を忘れてしまうため，記録を残しておくことは重要である．超音波エコーは厚みを計測し，数値化すること(図 8)，またオイルシストの有無を評価するのに優れているため有用である．術後結果を評価して自身の手技を振り返り，改善させていくプロセスが重要である．

おわりに

　脂肪注入は低侵襲に，組織欠損を補う，組織を増大することができる．しかし術後の結果は，レシピエント部の状態や，術者の注入手技に依存し，結果は安定しにくい．正しい手技を学び，術後の結果をもとに自身の手技を振り返ることで，手技を向上させていくことが重要と考える．

参考文献

1) 日本形成外科学会「再建を目的とした自家脂肪注入に対する適正施設基準(2017年度版)」https://jsprs.or.jp/member/committee/wp-content/uploads/2020/11/tekisei_kijun_2017.pdf(23年5月24日閲覧)
2) 日本乳房オンコプラスティックサージャリー学会「乳房への脂肪移植術の治療手順」http://jopbs.umin.jp/medical/procedure/docs/fat_grafting_procedure.pdf(23年5月24日閲覧)
3) Hyakusoku, H., et al.：Complications after autologous fat injection to the breast. Plast Reconstr Surg. **123**：360–370, 2009.
　Summary　脂肪注入後の合併症について，写真，画像とともにわかりやすく記載されている．
4) Coleman, S., et al.：Fat grafting to the breast revisited：safety and efficacy. Plast Reconstr Surg. **119**：775–785, 2007.
5) Eto, H., et al.：The fate of adipocytes after non-vascularized fat grafting：evidence of early death and replacement of adipocytes. Plast Reconstr Surg. **129**：1081–1092, 2012.
　Summary　注入された脂肪の生着過程について，記載されている．
6) Khouri, R., et al.：Megavolume autologous fat transfer：Part Ⅱ. Practice and techniques. Plast Reconstr Surg. **133**：1369–1377, 2014.
　Summary　量を多く脂肪注入する際の注意点について，わかりやすく記載されている．
7) 武藤真由ほか：第3章 脂肪注入による乳房再建. 失敗しない 脂肪注入による乳房再建. 医学と看護社，2017.

PEPARS No.198：41-49, 2023

◆特集／実践 脂肪注入術—疾患治療から美容まで—

乳房への脂肪注入術

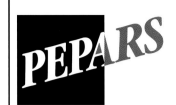

素輪 善弘*

Key Words：脂肪注入術(fat grafting)，乳房再建(breast reconstruction)，乳房インプラント(breast implant)，広背筋皮弁(latissimus dorsi flap)，腹部皮弁(abdominal based flap)

Abstract 乳房再建あるいは増大を目的とした脂肪注入術が再び脚光を浴びている．脂肪注入術を正しく行うためにまず必要なことは，その背景にある吸引脂肪組織の生着原理を理解した上で最低限の技術を習得することである．また実臨床で遭遇する様々な状況に合わせて最も安全で効率のよいアプローチを選択し，これを実践していく判断力も求められる．そして現在の治療成績をさらに向上させるためには，不確実な要素をできるだけ取り除き，施行後のフォローアップを怠らず，自身の手技や脂肪生着成績を顧みながらこれを微修正していく応用力も望まれる．治療目的の設定を誤らず，あらかじめ患者とイメージを共有(share)しておくことなども成功の秘訣となる．本稿では乳房への脂肪注入術の原理と概念から実際の方法・注意点について，脂肪注入術の初学者から中級者を対象に概説する．

乳房への脂肪注入術の概念

乳癌手術後の乳房欠損に対する再建術として，人工物を使用すると異物反応や新たな悪性腫瘍の誘因が指摘されている．また一方で皮弁による自家組織再建は大きな身体の負担や組織不足といった問題が伴う．以上の背景もあり最近では脂肪注入術による再建術が大いに注目されている．しかし，血行を有しない遊離脂肪組織を欠損部にむやみに注入しても，すべての組織が生着するわけではない．その生着率は報告によって異なるが20〜50％と決して高くない[1]．この数値を高めていくためには乳房への脂肪注入術の基本事項，すなわち脂肪注入における脂肪組織生着メカニズムを理解し，基本手技を習得することは欠かせない．吸引した脂肪組織は1gあたり100万個の脂肪細胞があり，これが脂肪組織の体積の約90％を占めると言われている．また，それと同様数の血管内皮細胞，周細胞などの脂肪間質細胞によって構成されている．注入した脂肪組織は表面から約0.5mm(生存領域)の脂肪細胞は周囲組織からの酸素あるいは栄養素などの拡散，浸透により生存できる[2]．しかし，それ以上表層から離れた(1〜1.5mm)の領域(再生領域)は3日ほどの期間をかけて血管新生により再生する．しかし，それ以上になれば壊死領域と言われる層に達し，将来的に正常な血行を獲得できない可能性が高くなる．よって注入する吸引脂肪組織のサイズは2〜3mmの大きさまでに留めておき，それぞれが近接しないことが安全で，これ以上になると中心壊死を生じてしまい，嚢胞や石灰化などの原因となることに注意が必要である(図1)．

* Yoshihiro SOWA，〒606-8507 京都市左京区聖護院川原町54 京都大学医学部形成外科，講師

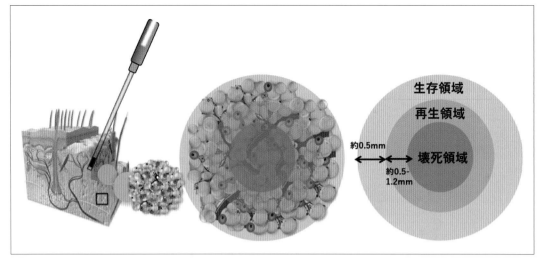

図 1. 注入後脂肪組織の生着イメージ

このことからも注入脂肪の生着には移植床の血行状態などの条件が大きく影響することが容易に想像できる．さらにこの再生領域は脂肪間質細胞群に含まれる幹細胞の分化や代謝によって新しい脂肪細胞が供給される．また幹細胞の炎症コントロールも生着率の改善に一役買う．例えば脂肪組織由来の幹細胞は M1 マクロファージと M2 マクロファージの極性をコントロールする作用があることがわかっており，炎症の遷延化を抑制する作用を持つ[3]．

脂肪注入の生着率を向上させるには：5S コンセプト

脂肪注入による臨床的効果はいくつかの条件（変数）に大きく依存する．よって満足度の高い臨床成績を得るためにはこれらの条件変数を最適化する必要がある．脂肪注入を成功に導くための条件検討は農作業を効率よく進めていく時の心得に類似する．例えば，この観点から Khouri が提唱した「4S」は，条件変数としてその要点を非常に的確に捉えている[4]．筆者はこれにさらに 1 つ「S」を加え発展させた「5S」を念頭に置きながら，脂肪注入術を実践してきた．この「5S」を思い浮かべながら，脂肪注入術を実践していくことで極力不確実性を排除できる．以下に「5S」の概念を順番に説明する．

1．Seeds（種・苗）

植物栽培においても良品質の種や苗を植えることは収穫率を高める最も基本的な原則である．同様に脂肪注入術においてもダメージの少ない健全な細胞を注入することが求められる．例えば遠心分離によって高密度の細胞を獲得する行為は，一方では一部の細胞にダメージを与える危険性も孕んでいる．よって採取された脂肪組織の性状によって臨機応変に対応していく姿勢が求められる．現在は遠心分離を行わず，特殊なフィルターを通して不純物を除去し，健常な脂肪細胞を選択的に獲得できるようなキットも使用できる．

また収穫率を向上させる品種改良と同様の工夫として，生着率のよい脂肪細胞を選択的に回収するデバイスも現在使用できる．例えば CAL に代表されるような幹細胞付加脂肪注入などがそれに該当する[5]．いわゆる古典的な分離育種法に似ている．自動小型化した SVF（間質血管細胞群）抽出器（automatic cell station（ACS），BSL 社）も世の中に出ている．また幹細胞の代用として，脂肪細胞を機械的に破砕して得られる微小細片化組織を精製するデバイス（Adinizer，BSL 社など）の有用性も明らかになりつつある[6][7]．コンデンスリッチファット（CRF）は特殊な錘を内蔵したシリンジで遠心分離をすることで，外力に強く比較的幼弱で健常な脂肪細胞を選択的に回収できる手技である．

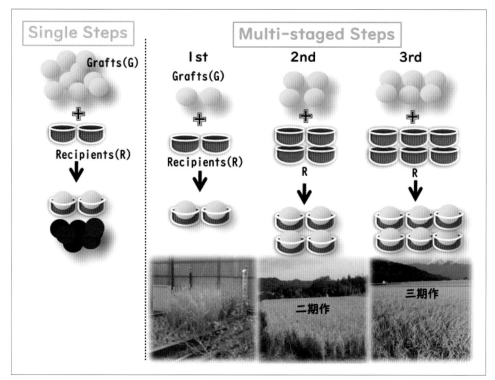

図 2. 多段階的分割脂肪注入術のイメージ

2. Soil（土壌）

広くて肥沃な土壌（soil）は生産力の高い農地に最適であることは言うまでもない。脂肪注入術においても移植床のポテンシャルを正しく判断することが肝要である。土壌面積が十分でなければ，多段階的に分割注入することが奨められる。農作業で言う2期作あるいは3期作である。また注入後脂肪組織の再生領域を最大域確保するためには移植床の血行状態と内圧のかかりにくい柔らかい組織が理想的である（図2）。したがって大胸筋などの筋肉や健常な部位から採取された筋皮弁などが格好の注入床になり得る。反対に放射線照射部位や固い瘢痕に置き換えられた組織は注入先として不適と言える。体外組織増幅装置（Brava）は細胞へのメカニカルストレスで血管新生を促し，受け手の環境を改善させる（メカノセラピー）ことが指摘されている。

3. Sowing（耕作）

一般的に土を耕して土壌を育てるという工程を疎かにすると期待通りの収穫は得られない。同様に脂肪注入においても注入先に十分な酸素の拡散が得られ，一定量の脂肪組織を注入しても外圧で押しつぶされない十分な注入スペースを作成する必要がある。移植された個々の脂肪組織塊が移植床と十分な接触面積が得られる環境を提供することで，血管新生流入の機会が高まる。例えば瘢痕組織内に無理な注入を行うことを回避し，十分瘢痕をリリースするニードリング手技が必要となる。ニードリング手技とは鋭針で線維組織を蜂巣状に穴をあけて処理する方法で通称「Riggotomy」と呼ばれる。人工的に作成したスペースに，効率よく脂肪を敷き詰め，再瘢着を防止する。多層で多方向に少量ずつ糸状に注入を行うことで血流が得られ生着率を向上することができる。体外組織増幅装置を用いて組織内圧を下げ，血管新生を促進させることもこの概念に類似する。

4. Support（サポート）

A. 採取部

出血予防のため採取部全体の圧迫を行う。圧迫することで皮下出血は最小限に抑えられ，術後の硬結や腫脹も軽減される。大腿，鼠径部周囲の場合は弾性下着（ガードル）の装着も有効である。最

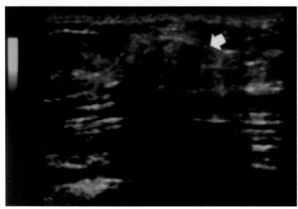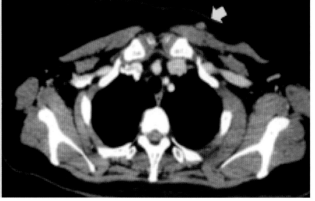

図 3. 穿刺生検に至った 1 例（脂肪注入術後 1 年）　　　　　　　　　a｜b
超音波検査で充実性腫瘤が確認されたため再発を疑い，乳腺外科で穿刺生検を行った
ところ，結果的に「脂肪壊死」であると診断された．その後 2 年で自然消退した．
a：超音波診断像，b：CT 検査画像．矢印は腫瘤を示す．

近ではハイウエストガードルも市販されており，下腹部の採取に有効である．

B．移植部

特にはじめの 1 週間は，注入脂肪への毛細血管新生再生を妨げないように患部の安静を厳重に保つように注意する．術後気胸の疑いがある（呼吸苦，胸痛など）場合には，直ちに胸部 X 線や CT などで確認を行う．

C．術後のフォローアップ

腫瘤形成の有無のチェックとこれを自身の脂肪注入手技を顧みる機会とするために診察室には必ず超音波診断器を常備し，定期的に注入先領域を検査することを勧めたい．限られた領域への一度の注入量が多くなると，嚢胞性腫瘤が見られやすくなる．嚢胞サイズが 5 mm 以上，あるいは多発するようなら手技を省みる必要がある．我々の施設では，超音波診断器を用いた脂肪注入領域の構造的・質的診断を毎回行っている．そして 2015〜2020 年に行った超音波所見による腫瘤形成スクリーニングでは，30％程度の割合で腫瘤形成が見られたが，その多くは 5 mm 以下の嚢胞であり，時間経過で減少していく傾向が確認された．大きな嚢胞や石灰化が見られた場合は，これが戒めになり，次回からの脂肪注入手技を改善しようとする動機につながる．一方で充実性の腫瘤が確認されることもあり，これには注意を払うべきである．自験例においても，これまで充実性の腫瘤形成を認めた症例が 2 例あった．このようなケースでは，血流ドップラー検査を行い，少しでも乳癌の再発を疑うような所見があれば乳腺外科に相談する必要がある（図 3）．

5．Share（共有）

再三繰り返し述べてきたように注入された脂肪組織の一定割合は吸収あるいは腫瘤形成される．よってあらかじめ術前計画を患者と共有すること，注入された領域の脂肪組織が少しずつ吸収され形態が変化していく術後経過イメージや，更には結果に対する術後満足度や不満を患者と共有（share）することが望まれる．これを行うこと，あるいは数ある乳房再建術式の中から脂肪注入術を選択するまでの意思決定を患者と協働的に進めていくこと（shared decision making）で患者は術式決定に対して前向きな捉え方ができるようになり，後悔や不安が軽減することが示されている．また脂肪注入のどの領域でどのように行ったかを，乳癌をフォローアップしている乳腺外科医や放射線医とも情報を共有（share）しておく方がよい．

注入時のポイント

多層かつ多方向に少量ずつ注入は当然のこと，recipient の内圧，スペースの余裕，血流を意識しながら注入することが重要である．脂肪注入時に実際には，以下の点について注意しながら行うようにしている．初心者はユニバーサルパワーイン

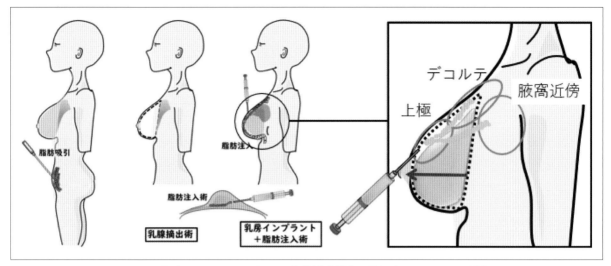

図 4. 乳房シリコンインプラントと脂肪移植術の併用(ハイブリット再建)

ジェクター®(グンゼメディカル,大阪)やスクリュー式脂肪注入用シリンジ(Tulip 社)などの注入デバイスを用いてもよい.以下の5点に注意して行うようにする.

① 大きいサイズの注射シリンジを避ける.3~5 cc が望ましい.

② 常にシリンジを動かし,静止に近い状態で注入することを避ける.

③ 特に先端が鋭のカニューレの場合は引いてくるタイミングで注入することを心掛ける.

④ シリンジメモリを確認しながら注入する.

⑤ 10 cm 注射するのに1 cc の感覚(1 cm 動かすのに 100 μL が目安)

インプラントとの併用療法

1.乳房インプラント再建における乳房整容性の限界と脂肪注入術の有用性

乳房インプラント単独の再建だけでは難しい症例は一定割合確実にある.そもそも乳房インプラントはあくまでもオーダーメイドではなくレディメイドである.乳房形態を注意深く捉えてみると,正中側はなだらかな立ち上がりをしており,外側は丸く膨らんだ突出形態をしている.しかしながら,乳房インプラントに左右の区別は存在しない.そして日本人の乳房形態の特性に合わせたモデルを考案してくれそうな国内メーカー参入は未だにない.現在,日本では3つの海外メーカー

の乳房インプラントが承認されているため,どれかを選択する必要がある.例えば日本で最初に承認されたアラガン社製のシリコン製乳房インプラントは現在,ラウンド・タイプでメリハリが乏しく,乳房上極に不自然な膨らみができてしまいやすい.一方アナトミカル型のシエントラ社(米国)は突出形態などが海外仕様であり,急峻な上極の立ち上がりが日本人,特に高齢者の乳房形態と比べると異和感が強く,またどうしても左右差が生じてしまう.結局,どちらのインプラントでも,乳房欠損に対して完全に置き換えることができない領域があり,デコルテや腋窩近傍領域の陥凹変形,またはインプラントのエッジ周囲の段差などが目立つ症例が出てくる.インプラントの届かない領域の修正,あるいはインプラントを必要最小限のリプレイサーとして用いて,形態表現の肉付けを脂肪注入が担うことで問題解決につながる(図4).

2.インプラントと併用した脂肪注入術のアウトカム評価

乳房インプラントを用いた乳房再建において脂肪注入という比較的低侵襲の外科的処置を加えることによって患者満足度と転帰を押し上げる可能性があることが多くの研究で示唆されている.我々のグループも患者主観的アウトカム評価法の王道と言われている BREAST-Q スコアを指標とした多変量解析を用いて医師主導前向き試験で乳房インプラント再建に脂肪注入を併用した患者満

足度と well-being への関与を検討した[8]．シリコン乳房インプラントによる乳房再建を受けた 71 名の連続した患者を登録し，うち 56 名が術後 1 年後に BREAST-Q 問診票に回答し，そのうち 24 名が乳房インプラント再建と同時に脂肪注入を受け（FAT＋群），32 名が乳房インプラント再建単独（FAT−群）で再建術が施行された．ロジスティック回帰分析の結果，FAT＋群は FAT−群に比べ，乳房に対する満足度（p＝0.02）およびアウトカムに対する満足度（p＝0.04）のモジュールでスコアが有意に高いことが示された．これらの結果からも乳房インプラント再建に脂肪注入術を併用するハイブリッド再建は患者満足度と well-being を向上させる効果もあることが示された．今後乳房再建においても脂肪注入術が保険収載されることを期待する．

皮弁・脂肪弁との併用

移植される脂肪組織量に見合った良好な移植床は脂肪注入術の不可欠要素の 1 つである．最近では自家組織再建術として従来から用いられてきた皮弁や脂肪弁などに脂肪注入術を併用する考え方が浸透してきている．皮弁や脂肪弁のみによる乳房再建では組織採取量に限界があるケースも少なくないが，脂肪注入を自由に使い熟すことで，この問題を解消することができる．また放射線照射などによる胸部瘢痕や組織癒着が見られ脂肪注入先が悪条件な症例も多く見られるが，血行が豊富な皮弁・脂肪弁は脂肪注入を行う上で恰好の移植床となる．

広背筋皮弁は乳房再建で頻用されてきた古典的な自家組織皮弁であるが，片側背部の皮下に存在する脂肪と筋肉以上の組織体積の採取はできない．腸骨稜レベルまでの拡大した広背筋皮弁は漿液腫や採取部陥凹変形などの合併症が増加し，遠位の脂肪組織は術後脂肪硬化の原因ともなる．広背筋皮弁は血流のよい広い面積の筋体を保持し，これが注入脂肪の良好な移植床となり得る．皮弁採取の反対側背部からも側臥位のままで多少の脂

肪組織を吸引できる．後方から見た背部コンツールの左右対称性が得られるという利点もある．

注入先は皮膚，皮下，皮弁脂肪組織内，広背筋筋体と色んな層に入れていくが，特に筋体内には多くの脂肪組織を移植できる．実際の注入法としてはまず先が鈍のカニューレで血管柄の走行を確認しながら，筋線維の方向に沿って注入していく．乳房下極から中央にかけては乳房の高まりを表現するために，最も筋皮弁として厚みのある皮島周囲を一致させる．皮島部は真皮下血管網の周囲にも脂肪をしっかりと置いてくるようにする．組織を充填しにくい乳房上極外側から前腋窩部にかけての組織不足に対しては近位広背筋に脂肪注入を付加して体積を与える（図 5）．また筋皮弁を充填することが難しい乳房上極内側からデコルテ周囲には大胸筋が良好な移植床となる．胸背動静脈と皮弁方向へ穿通枝として分岐が予想される領域は先が鈍のカニューレを選択した方が無難である．胸背神経の切断の有無が脂肪の生着率に影響を与えるかどうかについてはエビデンスが十分でない．乳房サイズなどの条件にもよるが，広背筋皮弁と脂肪注入術のハイブリッド再建が腹部皮弁の代替選択肢となる可能性がある．また分割広背筋皮弁であっても脂肪注入を加えることで全幅の広背筋を採取する古典的な広背筋皮弁と同様サイズの体積を付与できるため，低侵襲化する可能性も秘める．

腹部皮弁は比較的多くの組織が採取できるが，体格や乳房サイズ，形態によっては注入組織量として必ずしも十分とは言えない症例がある．またデコルテと乳房上極の自然なスロープを皮弁そのもので表現するのは難しい．そのような領域には，緩やかなスロープを形成するのに必要な厚さの脂肪をその領域に一致した大胸筋に注入することで自然な高まりが作成できる．脂肪の採取部としては残余組織となる Hartrampf の zone 4 の脂肪組織が利用できる[9]．深大腿動静脈穿通枝皮弁（PAP flap）に代表される大腿部皮弁再建においても，皮弁サイズに制限があるため乳房欠損に十分

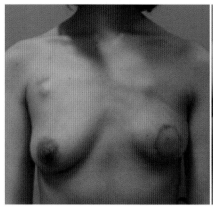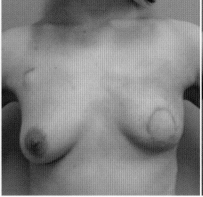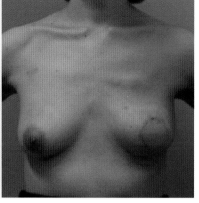

a|b|c

図 5. 42歳, 左乳癌に対して一次再建による広背筋皮弁と脂
肪注入術の三期再建を施行した.
　a：広背筋皮弁＋脂肪注入術後3か月
　b：1回目の脂肪注入術施行術後6か月：乳房上極から正中にかけての段差が改善している.
　c：2回目の脂肪注入術施行術後6か月：左右の乳房体積の対称性がとれてきている.

に充填しきれない領域が生じることや皮弁の厚み
の増加が必要な場面がある. このように部分的な
組織不足部の充填材料として脂肪注入術は有用で
ある. まだまだ技術改善の余地はあるものの, 皮弁
による再建特有の採取量や注入組織形態, 配置の
制限からくる, 微妙な課題を解決する糸口となる.

トリブリッド再建

　シリコンインプラント, 広背筋皮弁, 脂肪注入
のそれぞれの特性と利点を活かしたコンビネー
ションあるいはトリブリッド型乳房再建の有用性
を示す臨床報告が増えている. 筆者らも2015年よ
り患者の内因的, 外因的要因を考慮し, また社会
的状況や希望に合わせて, コンビネーション再建
を行ってきた. 患者背景, 再建時期, 術式の選択
理由, 脂肪注入併用の有無, 術後合併症ついて解
析を行ったところ, 広背筋皮弁とシリコンインプ
ラントを同時に用いた再建は36例あり, そのうち
脂肪注入も併用した症例(トリブリッド再建例)は
22例(約61％)あった. 内因的要因として, 乳房サ
イズが大きく下垂が見られる症例に適用される傾
向があった. また放射線照射, 皮膚切除を伴う1
期的再建希望, 組織拡張器の拡張不良なども選択
の理由として挙げられた. 術後合併症と臨床課題
としては, インプラントの位置異常, デコルテ付
近の陥凹があった. しかし, mastectomy flap が

薄い場合は内側においた乳房インプラントのアラ
イメントが表面に出てしまい, その周囲やデコル
テ, 腋窩の組織不足が見られることがあり, 2期
的な脂肪注入術が必要と思われる症例も見られ
た. しかし, トリブリッド型乳房再建は大きく下
垂のある乳房, あるいは三角乳房にも対応でき, 被
膜拘縮率も低く, 腹部皮弁に比較して手術時間の
短縮が得られるため手術枠の調整にも貢献できる.

全乳房再建

　乳房への脂肪注入術は脂肪注入の対象疾患とは
柔らかくしなやかな大きな体積の脂肪組織を構築
する必要がある点で治療概念が大きく異なる. 現
在, 脂肪注入は乳房再建に限らず, ロンベルグ病
などに代表される進行性の顔面脂肪萎縮症や美容
外科, その他様々な軟部組織欠損に使用されてい
るが, 乳房再建に適応させる場合の最も大きな違
いは乳房という巨大軟部組織を脂肪組織で置き換
えるという大きな難題をクリアしなければならな
い点である. 現在, 本邦でも一部の経験豊かな乳
房再建医師が大容量の脂肪注入(megavolume fat
graft)による全乳房再建に挑んでいるところであ
り, 大きな成果を示している. しかし通常のアプ
ローチではよい成績を得ることは難しく, よい結
果が得られた症例も実際には色々と独自の工夫を
重ねた結果を見ていると言える. 例えばBravaに

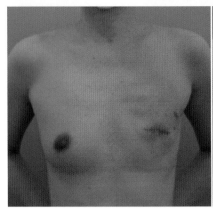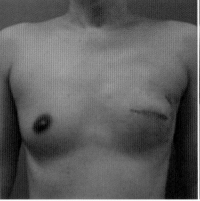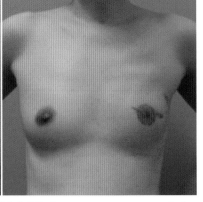

図 6. 49歳, 左乳癌に対して二次再建による全乳房再建を施行した.　　　　　a｜b｜c

a：術前
b：乳房インプラント再建と脂肪注入術を併用後4か月
c：乳房インプラント抜去と同時に2回目の脂肪注入術施行術後6か月

代表されるような体外式乳房拡張器は移植床の組織増大・間質圧の減少・血流増加などの効果により移植母床改善が期待できる. 現在, Brava は販売を終了しており, これに代わる新しい乳房拡張器の開発が望まれる. 注入時の組織内圧を下げるために組織拡張器や乳房インプラントで体内から皮膚を伸展させ, 段階的にデフレートおよびサイズダウンさせながら脂肪注入を繰り返す方法もある(図6). 我々もこの方法を実践しているが, 手術回数や適正なインプラントの使用法から逸脱してしまうという問題がある. このあたりの技術詳細は他著者に委ねたい. 一方で一定の割合で乳房突出の小さい症例があり, 比較的皮膚が柔らかく, さらに皮下脂肪がある程度残存しているような症例においては, 数回の脂肪注入で一定の質が担保された全乳房再建が可能であり, よい適応と考えている. 我々の施設では皮膚に余裕があり乳房のサイズが300 cc以下(乳房の突出が約3 cm以内)の症例を全乳房再建の適応にしている. また広背筋皮弁再建をベースに脂肪注入を段階的に繰り返していく方法はより大きな乳房にも適応がありそうである(図5).

日帰り手術による局所麻酔下脂肪注入術

　脂肪注入術の生着率向上のための様々な工夫を述べたが, 最も確実性の高い単純アプローチは多段階的に無理のない脂肪注入を反復することに尽きる. よって乳房再建は段階的に行われることが通常であるため, それぞれの stage で脂肪注入のタイミングを常に窺う姿勢が必要である. 特に全身麻酔を行う際は脂肪注入術を併用する大きなチャンスであり, 1次2期再建での組織拡張器挿入時も1つのタイミングと捉えられる. 乳房切除後すぐには被膜形成がなく, 注入する部位が少ないが大胸筋や mastectomy flap が厚ければ, 真皮下層に注入することも可能である. インプラントへ入れ替え時は理想的なタイミングである. エキスパンダーを挿入した状態で組織不足領域を確認できるため, 注入部位や注入量の手術計画が立てやすい. また被膜上は安定した注入層となる. 指で裏打ちを確認しながら脂肪注入ができ安全であるという利点もある.

　タッチアップ手術として外来局所麻酔で脂肪注入術を計画しておくことも必要である. 静脈内鎮静法・麻酔法は鎮痛のみならず, 不安感やストレスの緩和という点で優れている. 採取部はできるだけ低侵襲に多くの脂肪組織を採取できる部位を優先する. 目的にもよるが下腹部はやや線維質な印象があり, 将来的な腹部皮弁採取の可能性も考慮して first choice は大腿内側にしている. また局所麻酔で採取する場合は, 腹臥位で行うことが容易なため大腿後面や殿部をターゲットにする場合も少なくない(図7).

まとめ

2022 年度に口蓋裂の鼻咽腔閉鎖改善目的ではあるが，脂肪注入術が日本で初めて保険収載された．今後，乳房領域への脂肪注入術に対象が拡大していくことが予想される．乳癌手術による乳房欠損の再建は，比較的大きな体積の脂肪組織の充填が必要となる特性があり，実際には不十分な臨床成績，注入した脂肪組織の壊死による後遺症などが問題になるケースも多い．Grafts と recipients の関係性を考えながら，すなわち組織の質，接触量・面積，虚血や炎症の有無といった要素を確認しながら注入することが必要である．本稿で提示した「5S」を忠実に実践していくことで，脂肪注入術による乳房再建医療を大きく間違えることはないと思う．明日の診療から是非実践していただきたい．

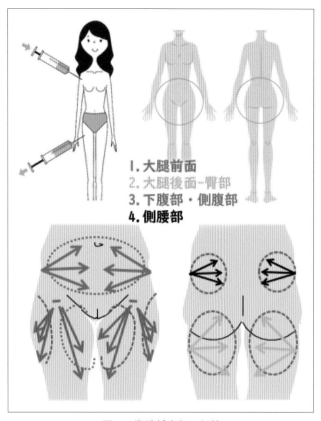

図 7．脂肪採取部の候補
大腿前面が第 1 候補になりやすい．局所麻酔下で行う場合は大腿後面や殿部を候補とする．

参考文献

1) Nava, M. B., et al.：International expert panel consensus on fat grafting of the breast. Plast Reconstr Surg Glob Open. **7**：e2426, 2019.

2) Eto, H., et al.：The fate of adipocytes after non-vascularized fat grafting：evidence of early death and replacement of adipocytes. Plast Reconstr Surg. **129**：1081-1092, 2012.
   Summary　脂肪注入術の生着メカニズムに踏み込んだ引用回数が非常に高い有名な論文．

3) Sowa, Y., et al.：Roles of adipose-derived stem cells in cell-based therapy：current status and future scope—a narrative review. Dig Med Res. **5**：5, 2022.
   Summary　脂肪幹細胞の臨床応用について，最新の情報を交えてわかりやすく解説されている総説．

4) Khouri, R. K. Jr., et al.：Current clinical applications of fat grafting. Plast Reconstr Surg. **140**：466e-486e, 2017.
   Summary　正しい脂肪注入術の理解が得られ，脂肪注入術の新しい応用法について詳しく解説されている．脂肪注入術を行う上で，必読の論文である．

5) Matsumoto, D., et al.：Cell-assisted lipotransfer：supportive use of human adipose-derived cells for soft tissue augmentation with lipoinjection. Tissue Eng. **12**：3375-3382, 2006.

6) Sowa, Y., et al.：Prophylactic application of human adipose tissue-derived products to prevent radiation disorders. Plast Reconstr Surg. 2023. Jan. 2［Online ahead of print］

7) Copcu, H. E., et al.：New mechanical fat separation technique：adjustable regenerative adipose-tissue transfer（ARAT）and mechanical stromal cell transfer（MEST）. Aesthet Surg J Open Forum. **2**：ojaa035, 2020.

8) Sowa, Y., et al.：Patient-reported outcomes after autologous fat grafting in prosthetic breast reconstruction：prospective cohort study using a multivariate analysis. Ann Plast Surg. **90**：123-127, 2023.

9) Sowa, Y., et al.：Fat grafting with harvesting from zone IV in the DIEP flap. Eplasty. **19**：ic14, 2019.

PEPARS No.198：50-62, 2023

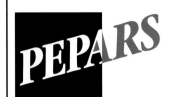

◆特集／実践 脂肪注入術—疾患治療から美容まで—

脂肪注入による豊胸術

酒井直彦[*1]　矢沢慶史[*2]

Key Words：脂肪注入(fat injection, fat grafting, lipo-injection)，豊胸術(breast augmentation)，生着率(survival rate)，脂肪吸引(liposuction)，合併症(complication)

Abstract 　豊胸術には，一般的には，インプラント挿入，脂肪注入，ヒアルロン酸注射の3つの方法がある．

　1970年代の脂肪吸引術の手技や機器の改良によって，大量の脂肪が安全に採取しやすくなるに従い，脂肪注入による豊胸術も広く行われるようになった．しかし，当時に行われていた方法では，生着率の悪さ，腫瘤形成や石灰化，炎症・感染などの合併症の多さ，腫瘤形成や石灰化に伴う乳がんとの鑑別診断のリスクなどから，否定的な見解がなされ，治療手段として衰退する傾向となった．近年になり，手技的な改良や研究の発展に伴い，生着率の向上と合併症率の低下が得られるようになり，今日では豊胸術の有用な手段として発展した．

　今回，筆者らが行っている脂肪注入による豊胸術に関して報告する．

はじめに

　豊胸術には，一般的には，インプラント挿入，脂肪注入，ヒアルロン酸注射の3つの方法がある．

　インプラントは豊富なサイズが存在し，個人の希望によって様々な大きさの豊胸が即時的に可能で，長期間形態を保つことができる．その反面で，拘縮の可能性や，長期的には石灰化や品質劣化の問題が生じてくる．自験例でも他院でインプラントによる豊胸をした症例で，瘢痕拘縮を起こしていない場合でも，挿入後11年目で患者希望により抜去した際に，被膜の石灰化を認めた症例もある．また近年では，乳房インプラント関連未分化大細胞型リンパ腫(Breast Implant Associated Anaplastic Large Cell Lymphoma；BIA-ALCL)の発症の可能性が報告されている[1)2)]．

　ヒアルロン酸による豊胸術の適応に関して，近年は否定的な意見が多い．しかし，吸収性材料の製剤であれば，適応例，節度ある使用量や方法の範囲においては，症例に応じての慎重な使用は容認できると筆者は考えている．

　脂肪注入による豊胸術は，以前は否定的な見解がなされていたが[3)]，近年の手技的な改良や研究面での発展によって，良好な生着率と合併症率の少なさから，高い有用性が認められている[4)~7)]．腫瘤形成や炎症・感染などの合併症がない場合には，乳房の触感的には最も自然な状態に形成できると言える．その反面で，安易な手技や方法での治療は，合併症を引き起こす可能性があるので注意が必要である．

　脂肪注入と脂肪吸引はセットの治療である．豊胸術の場合は，顔面の脂肪注入などに比較して，注入する脂肪が大量に必要となる．脂肪注入が論じられる際に，生着率の高さや合併症の少なさを重視する傾向にあるが，患者側の視点から見たトータルな治療においては，ドナーである吸引部

*1 Naohiko SAKAI, 〒104-0061　東京都中央区銀座6丁目5-13 CSSビルディングⅢ3F　銀座S美容・形成外科クリニック，院長
*2 Yoshifumi YAZAWA, 同，副院長

位の美的な仕上がりも，胸の結果と同様に重要な点である．すなわち痩身治療を同時に行うこととなり，脂肪吸引の手技にも熟練することが必要となる．そして，脂肪吸引は，とにかく脂肪を減量すればよいというものではなく，身体の各部からバランスよく脂肪を減らし，良好な曲線や曲面を形成することが目的となる．いわゆる body contouring が重要であり，吸引で多く減量する部位，控えめに減量する部位，吸引を行わない部位などを含めて，美しい曲線（曲面）形態を目指すことが重要である．また，脂肪吸引の合併症である，皮膚陥凹，凹凸不整，瘢痕拘縮，癒着，色素沈着などにも注意が必要である．

脂肪吸引術の変遷

　脂肪吸引術は1970年代後半になって，安全に行える痩身治療として大きな発展と普及がなされた．フランスの Illouz や Fournier らによって，細いカニューラによる吸引や，強い陰圧をかける吸引装置の使用，wet method と呼ばれる hypotonic solution を局所に注入してから吸引する方法などが開発された．これら，機器と手術手技の発達から，合併症が少なく高い治療効果を得ることが可能となり，脂肪吸引術による痩身治療として世界的に広く行われるようになった[8)9)]．

　吸引前に血管収縮剤入り局所麻酔薬を添加した生理食塩水を大量に注入する方法によって，出血量を減らしつつ，より安全に大量の脂肪吸引を行うことが可能になった．この方法は tumescent 法と呼ばれ，現在も広く普及している[10)]．

　近年では，超音波発生装置による脂肪破砕を併用する手技によって，出血量が少なく，より効率的に脂肪を吸引できる方法がある．ただし，超音波照射時には熱が発生するため，刺入部皮膚や皮膚浅層に熱傷を作らないように注意が必要である．また，熱変性により脂肪細胞の viability が下がる可能性があることを考慮して，筆者らは，移植（注入）に使用する脂肪を吸引する際には同装置を使用していない．

脂肪注入による豊胸術の変遷

　自家脂肪組織による豊胸術の始まりは，1945年 Berson による真皮脂肪移植，1952年 Bames による遊離脂肪移植などが認められる．当初は吸引脂肪による移植ではなかったため，結果的に生着率の低さなどの理由から豊胸術の主流となることはなかった[11)]．その後，前記のごとく，1970年以降に脂肪吸引術が発達して臨床応用されるようになり，吸引によって採取された脂肪組織を豊胸に利用する術式が広く行われるようになった．

　当初は手技の問題などもあったと考えられ，生着率の低さや石灰化等の合併症が問題視されて，1987年に米国形成外科学会（ASPS）と米国美容外科学会（ASAPS）により，豊胸目的の脂肪注入は推奨できないとする見解が示された[3)]．以降，豊胸目的での脂肪移植は禁忌的な理解がなされてきた．

　本邦においても，大量に一塊の脂肪を注入することによって，多発する腫瘤や卵殻状の石灰化などの合併症例が多く報告された[12)]．一方で，顔面や陥凹瘢痕，先天的な組織欠乏部位などへの脂肪注入手技が開発され発展し，それとともに豊胸術における注入手技も洗練されていった．

　脂肪注入による豊胸術におけるエポックメイキング的な手技の発展は1998年の Coleman による structural fat grafting の報告であろう．その後も様々な手技の改良や研究，脂肪幹細胞の有用性などが検証され，脂肪注入による治療の有用性が報告された[4)~7)]．

　2009年にはアメリカ形成外科学会（ASPS）から，脂肪注入の豊胸術に対して，手技的な改良と十分なインフォームドコンセントを行った上で肯定する方針が発表された[13)]．本邦においても，日本美容外科学会（JSAPS），日本形成外科学会，日本美容皮膚科学会，日本皮膚科学会，日本美容外科学会（JSAS）の学会からの担当委員による研究班が取りまとめた，美容医療診療指針が2020年に発表され，脂肪注入による豊胸術に肯定的な意見が報告された[14)]．

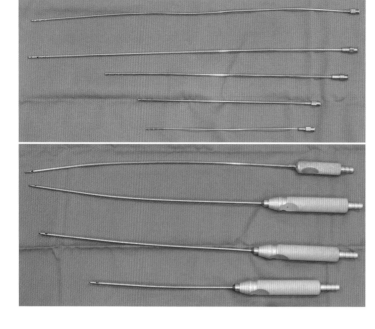

図 1.
a：直径 1.5～3.0 mm のカニューレ
局所麻酔薬や tumescent 液の注入，脂
肪吸引，脂肪注入などに使用する．
b：直径 4.0 mm の吸引管は脂肪吸引時
に使用している．

手術手技

1．吸引前処理

脂肪吸引予定部位に tumescent 液(0.5％Eキ
シロカイン® 50 ml＋生理食塩水 450 ml の配合)を注
入する．

2．筆者における豊胸目的の脂肪吸引の方法の変遷

筆者の脂肪注入の始まりは顔面の陥凹変形や乳
房再建後の組織量不足部に対する補充療法であっ
た．

20 ml シリンジに直径 2.5～3.0 mm のカニュー
レを用いて脂肪吸引し，抗生剤添加生理食塩水に
て洗浄後，10 ml ないし 1 ml のシリンジを用いて
注入していた．注入時のカニューレは直径 1.5～
3.0 mm のもの，あるいは，18 G カニューレや 18
G 針を使用していた．

整容的な豊胸目的での脂肪注入も，始まりは
Coleman の方法をベースに，20 ml シリンジに直
径 2.5～3.0 mm のカニューレを用いて脂肪吸引
し，遠心分離後，20 ml シリンジに直径 2.5～3.0
mm のカニューレを用いて注入する方法からス
タートした．

この方法は愛護的な脂肪採取と注入という点で
はとても優れていることが納得できたが，治療時
間が冗長であったため，様々なリファインメント
を行った．

直径 2.5～4.0 mm までの吸引管を用いて，脂
肪吸引器と脂肪採取ポットの装置を用いて，吸引
圧を 700 mmHg，500 mmHg，400 mmHg などと
変化させての採取を行った．遠心分離は行わず抗
生剤添加生理食塩水で洗浄後，線維成分は除去し
て，20 ml シリンジに直径 2.5～3.0 mm のカニュー
レを用いて注入していた．その他にも，脂肪吸
引＋遠心分離のキット製品(濃縮脂肪：コンデン
スリッチファット®：CRF)，採取脂肪をフィル
ターバッグで洗浄する製品(ピュアグラフト®)な
ども使用した．各々，生着率のよさや合併症率の
低さも優れている方法であった．

結論としては，自験例においては，生着率の高
さと合併症率の低さはどの方法も良好であった．
脂肪吸引圧によって脂肪細胞の viability に変化が
あるという報告もあり[15]，最終的に筆者らが，現
在，主に行っている脂肪吸引の方法は，直径
3.0～4.0 mm までの吸引管(図1)を用いて，シリ
ンジ型吸引器，あるいは，脂肪吸引器と脂肪採取
ポットの装置を用いる場合は吸引圧を 500 mmHg
と低圧にして脂肪の採取および脂肪吸引を行って
いる．また，皮膚切開部は皮膚保護具を使用して，最
大限瘢痕を残さないような工夫をしている(図2)．

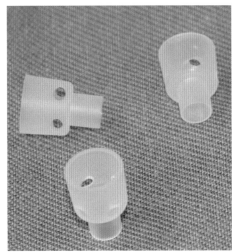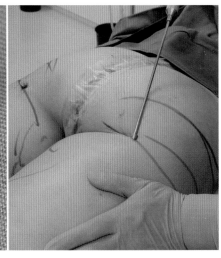

a | b

図 2.
皮膚切開部の皮膚保護具(a)
と，術中に使用している状態
(b)

3．採取脂肪の処理

採取した脂肪組織は抗生剤を添加した生理食塩水で洗浄し，線維成分は除去する．必要に応じて剪刀で細断する．

4．脂肪注入

20 mlシリンジに直径2.5〜3.0 mmのカニューレを用いて，multiple injection 法により多層性に分割注入する．皮下，乳腺下，大胸筋下に注入し，乳腺内には注入をしない．1ショットの注入脂肪量は1 mlの1/4〜1/3程度である（3〜4ショットで1 mlの脂肪を注入する）．

1回での注入総量は基本的に片側280〜300 ml以下としているが，元々の胸のサイズや皮膚の緊張度によっては300 ml以上を注入することもある．

5．注入後処置

注入が終了したら，注入範囲を約10〜15分程度，念入りにマッサージして注入脂肪に偏りがないよう均一に馴染ませる．このマッサージは，術後の腫瘤形成を回避するのにとても重要な操作であると考えている．

6．術後処置

術後7日目までは，脂肪が集簇して硬くなっているところがないかを確認しながら，両胸で1回が2〜3分のならしマッサージを，週に3〜4回のペースで行う．

また，術後1か月目までは就寝時も含めて，入浴時以外は24時間継続的にスポーツ下着の装着を指導して，乳房が必要以上に動かないようにソフトな固定をしている．

7．複数回の注入

大幅なサイズアップが希望であったり痩せ体型の症例では，複数回の注入で対応することもある．その場合は，比較的短期間の時期（初回より3〜4か月後）に2回目の手術を行うことが多い．

対　象

術後3か月以上の経過観察を行い得た262症例である．最長の経過観察期間は11年11か月である．平均年齢は31.2歳（21〜66歳）である．

結　果

脂肪吸引のドナーの内訳は，大腿前面39％，大腿後面42％，腹部13％，その他（腰部，上腕など）が6％であった．1回注入量は片胸で46 ml〜最大325 ml，注入回数は1〜3回であった．

全例で増大効果を得られ，豊胸術の増大量は1〜3カップ程度，生着率は目視評価ではあるが50〜80％程度（多くは60〜70％程度）であった．93％の症例で，増大効果に対する満足感を得られた．注入脂肪の一部は徐々に吸収されていくが，吸収される脂肪の大部分は2か月ほどで吸収される．術後1か月の間が最も吸収が進み，2か月を過ぎてからは大きな変化（減量）がないことが多い．

提示した2症例（症例1，2）でも，5〜10年以上の長期経過において，合併症なく良好な脂肪の生着が保たれている．

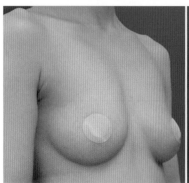
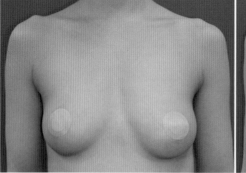
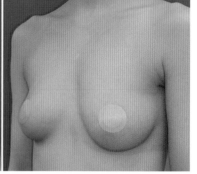

図 3. 症例 1：31 歳，女性　　　　　　　　　　　　　　　a│b│c
術前の状態である．

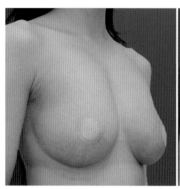
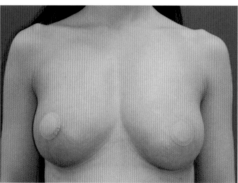
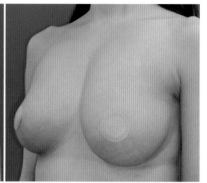

図 4. 症例 1：31 歳，女性　　　　　　　　　　　　　　　a│b│c
1 回目の脂肪注入は左右ともに 275 ml であった．術後 3 か月の状態である．さ
らなるサイズアップの希望により，2 回目の脂肪注入を行った．

症　例

症例 1：31 歳，女性（図 3～6）

術前の状態である（図 3）．1 回目の脂肪注入は，左右ともに 275 ml の注入量であった．術後は 1 週間に 4 回，1 回に数分程度のならしマッサージを行った．術後 1 か月間，入浴時以外は，スポーツ下着での固定を 24 時間継続するよう指導した．

図 4 は術後 3 か月の状態である．生着は良好で形態も満足している．患者希望のデコルテ部分にもしっかりとボリュームを得ることができた．さらに大きな乳房を希望していたため，この時期に 2 回目の脂肪注入術を行った．2 回目の脂肪注入では，左右ともに 300 ml の注入量であった．2 回の治療で片胸 575 ml の脂肪注入量であった．

図 5-a～c は 2 回目術後 1 年 5 か月の状態である．脂肪の生着率は良好で，乳房の大きさや形態も良好で，患者本人も満足している．しこりの自己触知はなく，診察でも明らかなしこりは触知しなかった．超音波検査では，直径 6.7 mm 大の嚢腫を 1 個認めたが，経過観察とした（図 5-d）．

図 6 は 2 回目脂肪注入後 11 年 11 か月の状態である．脂肪注入後，長期経過しているが乳房の大きさや形状は良好に保たれている．2 回目術後数か月時と比較すると，体重が 1.5 kg ほど減少したため皮膚の張りが少し緩み，乳房も若干のサイズダウンを認めるが，ほぼ大きさは保たれており，形態も良好である．乳がん検診を定期的に受診しているが異常は指摘されていない．

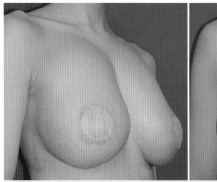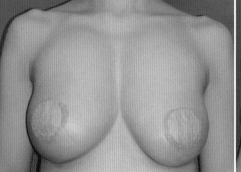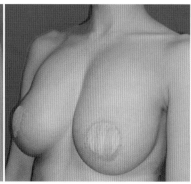

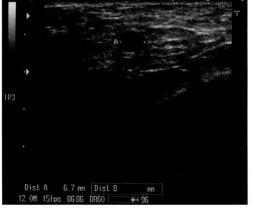

a | b | c
d |

図 5．症例 1：31 歳，女性

　a〜c：2 回目の脂肪注入では，左右ともに 300 ml の注入量であった．2 回の治療
　　で片胸 575 ml の脂肪注入量であった．2 回目術後 1 年 5 か月の状態で，生着率も
　　乳房の形態も良好である．

　d：超音波検査では，直径 6.7 mm 大の嚢腫を 1 個認めたが，理学所見上は腫瘤の
　　触知はしていない．

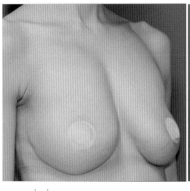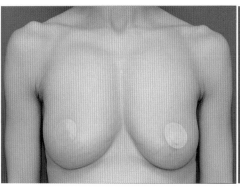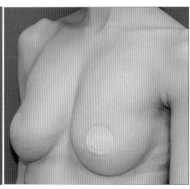

a | b | c

図 6．症例 1：31 歳，女性

　2 回目脂肪注入後 11 年 11 か月の状態である．体重が 1.5 kg ほど減少したため，乳房
　も若干のサイズダウンを認めるが，ほぼ大きさは保たれており，形態も良好である．

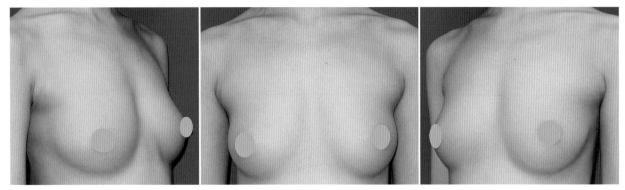

図 7. 症例 2：24 歳，女性　　　　　　　　　　　　　　　a｜b｜c

術前の状態である．左側乳房に比べて右側乳房の方がサイズが小さかった．

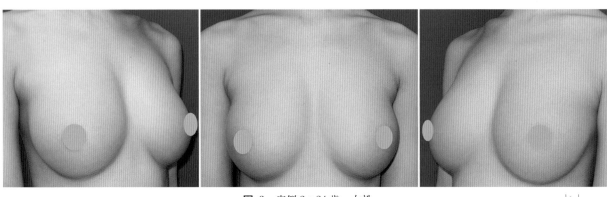

図 8. 症例 2：24 歳，女性　　　　　　　　　　　　　　　a｜b｜c

右側に 325 m*l*，左側に 272 m*l* の脂肪注入術後 7 か月の状態である．乳房の
大きさの左右差も改善され，生着率や形態も良好である．

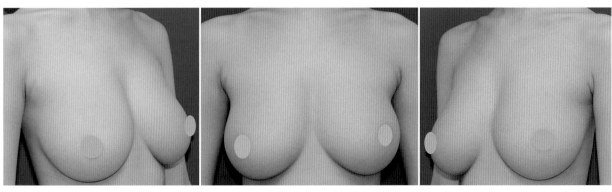

図 9. 症例 2：24 歳，女性　　　　　　　　　　　　　　　a｜b｜c

脂肪注入後 5 年 9 か月の状態．乳房の大きさや形態は良好に保たれている．
乳がん検診を定期的に受診しているが異常は指摘されていない．

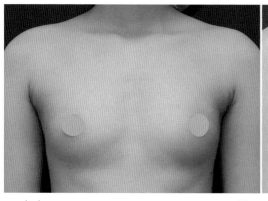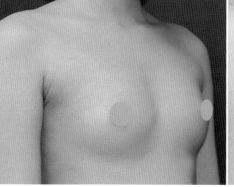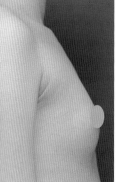

a | b | c

図 10. 症例 3：20 歳，女性
術前の状態である．

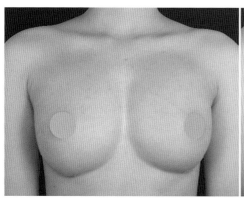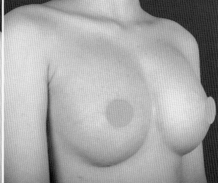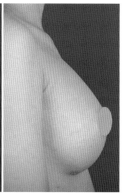

a | b | c

図 11. 症例 3：20 歳，女性
1 回目の注入では片胸に 295 m*l* 注入の脂肪を注入した．1 回目の治療から 3 か月
後に 2 回目に 230 m*l* の脂肪注入を行った．2 回の治療で片胸 525 m*l* の脂肪注入
量であった．
2 回目術後 3 か月の状態で，生着率，形態ともに良好である．

症例 2：24 歳，女性（図 7～9）

術前所見では，左側乳房に比べて右側乳房の方がサイズが小さかったので，右側に 325 m*l*，左側に 272 m*l* の脂肪を注入した（図 7）．術後は 1 週間に 4 回，1 回が数分程度のならしマッサージを行った．術後 1 か月間，入浴時以外は，スポーツ下着での固定を 24 時間継続するよう指導した．

脂肪注入術後 7 か月の時点で，脂肪の生着は良好である．乳房の大きさの左右差も改善され，大きさや形態も良好で（図 8），患者本人も満足している．しこりの自覚症状もなく，触診上も明らかなしこりは認めない．

図 9 は脂肪注入後 5 年 9 か月の状態である．脂肪注入後，長期経過しているが乳房の大きさや形態は良好に保たれている（図 9）．乳がん検診を定期的に受診しているが異常は指摘されていない．

症例 3：20 歳，女性（図 10～11）

図 10 は脂肪注入前の状態である．1 回目の注入では片胸に 295 m*l* の脂肪を注入した．1 回目の治療から 3 か月後に 2 回目の脂肪注入を行った．片胸の脂肪注入量は 230 m*l* である．2 回の治療で片胸 525 m*l* の脂肪注入量であった．

図 11 は 2 回目術後 3 か月の状態である．生着率，形態ともに良好である．しこりの触知も認めていない．

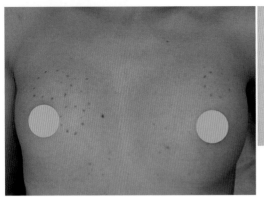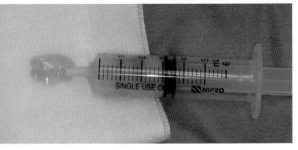

a | b

図 12. 他院合併症例 1

他院での脂肪注入術後に腫瘤の形成を認める．内容を吸引して，トリアムシノロン
アセトニドを注入することで囊腫壁は溶解吸収され症状は改善した．

合併症

合併症としては，触診上で腫瘤を自覚した症例が 262 例中 2 例で認められた．他，脂肪の融解や壊死による炎症・感染，皮膚病変を伴う合併症などは認めなかった．腫瘤を自覚した 2 例については当院にて超音波検査を行ったところ，いずれも 1 か所ないしは 2 か所で最小 5 mm～最大 30 mm の腫瘤が認められた．

腫瘤を自己触知した 1 例目は 34 歳女性で，超音波検査上 5 mm 大の腫瘤が認められたため，内部吸引後，トリアムシノロンアセトニド（ケナコルト®）の内部注射で腫瘤性病変は消失した．

2 例目は 46 歳女性で，他院で豊胸目的にびまん性にヒアルロン酸注入を受けていた症例である．ヒアルロニダーゼで数回溶解後，約 1 年後に脂肪注入した症例であった．術後 1 週間のならしマッサージを自己判断で拒否され，マッサージの協力が得られなかった．術後には，超音波検査上 30 mm 大，20 mm 大の 2 つの腫瘤が認められた．積極的な治療の希望はなく，経過観察のみとした．術後のマッサージの必要性については術前に説明をしていた．

超音波検査は全例に行っている訳ではないが，数十例に行った中では腫瘤を検出したのは約 9% であった．前述の 2 症例以外には腫瘤を自己触知していないが，超音波検査上では自覚症状はないものの最大で 8.2 mm 大の腫瘤が検出された症例

があった．同症例は腫瘤が深部に存在したために経過観察とした．石灰化については，自験例では明らかなものはないが，長期経過で生じることも少なくないので注意深い経過観察が必要である．

全例において，術前のインフォームドコンセントとして，乳がん検診時には脂肪注入による豊胸術の既往を報告するように指導している．

脂肪注入による豊胸術の合併症（他院症例）

顔面などへの少量の注入と異なり，豊胸目的では大量の脂肪を注入するため，安易で粗雑な手技や術後対応の不備などにより合併症のリスクが高まることは考えられる．

主な合併症としては脂肪壊死による腫瘤形成や炎症，感染，石灰化などが挙げられ，頻度としては腫瘤形成が最も多い．腫瘤には，内容が液状脂肪の囊腫，粒状脂肪が充満する充実性腫瘤，および，両者の混合型などに分類される．また，石灰化を伴う場合と伴わない場合がある．さらには，石灰化は，長期経過後にも生じてくる可能性がある．

当院で経験した，他院術後の腫瘤形成の症例を提示する．

他院合併症例 1：他院での脂肪注入後の囊腫

液体状に溶解した脂肪が内部に存在する典型的な cystic type の囊腫である（図 12-a）．内容を吸引して，トリアムシノロンアセトニド（ケナコルト®）を注入することで囊腫壁は溶解吸収され症状は改善した（図12-b）．トリアムシノロンアセトニ

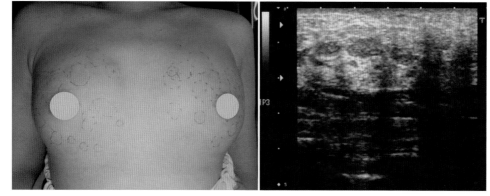

a | b

図 13. 他院合併症例 2
韓国のクリニックで 2 回の脂肪注入を受けた症例. 1 回目の脂肪注入時に吸引した
脂肪を冷凍保存して 2 回目の注入を受けた. その後に多発する硬性の腫瘤を認めた.
超音波検査では石灰化を伴う充実性腫瘤であった.

ドの使用法としては適応症外の使用であるため，
慎重な使用が必要である．内容が液状で被膜だけ
残るような嚢腫の場合は改善が期待できる．ただ
し，太い針で吸引を行うのは，液体の内容物が漏
出した場合，異物性の炎症が生じる可能性もある
ため注意が必要である[16].

他院合併症例 2：韓国のクリニックで 2 回の脂
肪注入を受けた症例

1 回目の脂肪注入時に吸引した脂肪を冷凍保存
して 2 回目の注入を受けた．その後に多発する硬
性腫瘤が認められた（図 13-a）．超音波検査では石
灰化を伴う充実性腫瘤を認めた（図 13-b）．数か所
の穿刺吸引を試みたが内容は吸引できなかった．
腫瘤切除するとなると，切除範囲は広範となるた
めに，積極的な治療は行わず経過観察のみとし
た．冷凍脂肪の使用に関して，冷凍方法，保存方
法，解凍方法や精製方法などによっても脂肪細胞
の viability は異なることが予想される．しかしな
がら，本症例のような合併症が発生した場合は，
治療は困難であり，筆者らは冷凍脂肪の使用には
慎重なる検討が必要であると考えている．

他院合併症例 3：他院で脂肪注入後に形成され
た腫瘤を切除したもの

超音波検査では充実性腫瘤であった．このよう
なタイプのものは内容を穿刺吸引ができない．ま
た，トリアムシノロンアセトニドの内部注射も有
効性が期待できない．充実性腫瘤の場合は，通常

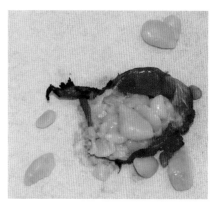

図 14. 他院合併症例 3
他院脂肪注入後の腫瘤を切除した.
瘢痕性の嚢腫壁と，注入された粒状
の脂肪が多数認められた.

は切除術が必要となる．切除後の腫瘤では，瘢痕
性の嚢腫壁と，内部には少量の液状化した脂肪と
注入された粒状の脂肪が多数認められた（図 14）．

考　察

増大効果は感じるがやや不足感を感じた症例で
は，痩せ体型などの理由で採取脂肪量と注入量が
少ないことが主な理由と考えられた．

生着率が特に高い傾向にあったのは，授乳後で
皮膚の緊張が低くなっている症例であった．その
ことから，Brava® や Noogleberry® などの対外式
乳房拡張器を用いてからの脂肪注入は，手技の煩
雑さはあるが，生着率を上昇させる可能性はある
と考えられる[17]．次いで，元々の乳房サイズがあ

表 1. 脂肪注入による豊胸術，成功のポイント

1) 低圧吸引での脂肪採取 (500 mmHg 前後)

2) Multiple injection method

3) 術中 & 術後 1 週間の数回のマッサージ

4) 術後 1 か月の 24 時間固定

る程度大きな症例も生着率が高い傾向を認めた．これは注入できる容量が多かったことが要因の1つと考えられた．若年者ほど脂肪の viability が高いことが期待され得るが，特に生着率が高いといった傾向は認めなかった．

術後の体重の変化に伴う乳房のボリュームの変化もよく認められる．体重が増加すると，乳房サイズも増大し，減少すると縮小する．このような変化は，注入した脂肪が生着しているという間接的な確認になり得ると考えられる．

脂肪注入による豊胸術の利点としては，① 異物を使用せず自家組織である，② 腫瘤形成がなければ自然な感触，③ 部位や量の調節性が高い（例えば上方にボリュームが欲しい，左右差の調整などが可能），④ インプラントの場合のような不自然な輪郭が浮き出ない，⑤ 傷が少ない，⑥ 痩身治療が同時にできる，⑦ 石灰化を生じなければ X 線検査に写らない，などの特徴が挙げられる．反面で，欠点としては，① ドナーが必要であること，② 脂肪吸引側の合併症の可能性があること，③ 増大効果に限界があり確実ではないこと，④ 痩せ体型では適応が難しいこと，⑤ 腫瘤形成や石灰化などの合併症の可能性があること，などが挙げられる．

一方，インプラントを用いた豊胸では，ドナーが不要であり大幅で確実な増大効果があることが大きな利点である．反面で，欠点としては，大きな切開，異物使用，触感が硬い，カプセル拘縮や破損の可能性，感染のリスク，X 線検査に写る，長期経過でのインプラントの品質劣化や周囲の石灰化，BIA-ALCL の発症の可能性があることなどが挙げられる．

採取脂肪の処理法と生着率

当院での処理法は，抗生剤を添加した生理食塩水での洗浄，線維成分の除去と剪刀での細断処理のみと，いたってシンプルである．以前は遠心分離による濃縮やフィルタリング処理を行った脂肪を注入していたこともあるが，当院での症例においては洗浄処理と比較して明らかな有効性の違いを認めなかったこともあり，現在は採用していない．

注入脂肪の処理法に関しては，近年様々な処理法が開発されているが，確実に優れた処理法は確立されてはおらず，遠心分離処理による生着率の向上に関して報告[18]される一方で，遠心分離処理と洗浄処理などとの比較で有意差を認めない報告も少なくない[19)~22)]．

実際，当院では複雑な工程を必要としない洗浄処理でも安定して良好な生着率を認めており，遠心分離処理は省略可能と考えている．遠心分離処理された濃縮脂肪であれば注入量を減らすことで合併症リスクの軽減に寄与すると思われるが，粗雑な手技や術後ケアの対応が不十分である限り，劇的な生着率の向上やリスク軽減にはならないと考える．筆者らの考える，高い生着率と安定した結果を出すためのポイントを表1に示す．

通常の痩身治療の場合の脂肪吸引よりも低圧で吸引することで，採取脂肪細胞へのダメージを最小限に抑えている．

術後1週間のマッサージは生着率を減じる可能性がある処置ではあるが，1か所に脂肪が多くとどまる状態をなくし，腫瘤形成を予防する効果を得るために重要な後療法であると考えている．自験例で腫瘤を自己触知した症例はわずか2例であり，また，超音波検査を受けた症例を含めて，10 mm を超える腫瘤を検出したのは合併症例2のみである．その症例も他院ヒアルロン酸豊胸術後の溶解後という修飾されたベースに，術後のマッサージを行えなかった症例である．

皮膚移植における血管吻合から血管新生が進み生着する過程でタイオーバー固定が必要なことと

同様に，筆者らは，術後1か月のスポーツ下着での固定は，脂肪移植後の血流再開による生着率を高めるために，適度な固定として必要性があると考えている．

まとめ

手技的な改良により，ある程度の簡略化を行っても脂肪注入による豊胸術は安定した結果が得られた．増大効果のみでなく，左右差の改善など，デコルテ部分の充填，部分的な補填など，細かな調整にも脂肪注入は有用性が高い．

良い結果を出すには手術手技と術後治療のコンビネーションが重要である．反面で，安易な手技での施術は，吸引側にも注入側にも合併症をきたすリスクが高い．

参考文献

1) Keech, J. A., Creech, B. J.：Anaplastic T-cell lymphoma in proximity to a saline-filled breast implant. Plast Reconstr Surg. **100**：554-555, 1997.

2) Kadin, M. E., et al.：Biomarkers provide clues to early events in the pathogenesis of breast implant-associated anaplastic large cell lymphoma. Aesthetic Surg J. **36**(7)：773-781, 2016.

3) ASPRS Ad-Hoc Committee on New Procedures：Report on autologous fat transplantation. Plast Surg Nurs. **7**：140-141, 1987.

4) Coleman, S. R.：Structural fat grafting. Aesthet Plast Surg. **18**：386-388, 1998.
　Summary　脂肪注入が再度注目をされるもととなった文献．

5) Coleman, S. R., Saboeiro, A. P.：Fat grafting to the breast revisited：safety and efficacy. Plast Reconstr Surg. **119**：775-785, 2007.
　Summary　脂肪注入による豊胸術の安全性が認められた報告．

6) Rigotti, G., et al.：Clinical treatment of radiology tissue damage by lipoaspirate transplant：a healing process mediated by adipose-derived adult stem cells. Plast Reconstr Surg. **119**：1409-1422, 2007.
　Summary　脂肪組織由来幹細胞に関する研究が

なされた．

7) Yoshimura, K., et al.：Cell-assisted lipotransfer for cosmetic breast augmentation：supportive use of adipo-derived stem/stromal cells. Aesthet Plast Surg. **32**：48-55, 2008.
　Summary　脂肪組織由来幹細胞に関する研究や臨床応用がなされた．

8) Illouz, Y. G.：Body contouring by lipolysis：a 5-years experience with over 3000 cases. Plast Reconstr Surg. **72**：591-597, 1983.
　Summary　手技や機器の改良によって，脂肪吸引による痩身治療が発展するもとになった．

9) Fournier, P. F., et al.：Lipodissection in body sculpturing；the dry procedure. Plast Reconstr Surg. **72**：598-609, 1983.
　Summary　手技や機器の改良によって，脂肪吸引による痩身治療が発展するもとになった．

10) Klein, J. A.：Tumescent technique for regional anesthesia permits lidocaine doses 35 mg/kg for liposuction. J Dermatol Surg Oncol. **16**：248-263, 1990.
　Summary　Tumescent 液を大量使用することによって，より安全に脂肪吸引が施術できるようになった．

11) 大森喜太郎：豊胸術の歴史的変遷と脂肪注入法．日美外報．**30**(3)：122-129，2008．

12) Hyakusoku, H., et al.：Complications after autologous fat injection to the breast. Plast Reconstr Surg. **123**：360-370, 2009.

13) Gutowski, K. A., ASPS Fat Graft Tasc Force：Current application and safety of autologous fat grafts：a report of the ASPS Fat Graft Task Force. Plast Reconstr Surg. **124**：272-280, 2009.
　Summary　ASPS において，脂肪注入による豊胸術に対して肯定的な見解が示された．

14) 美容外科医療診療指針（令和3年度改訂版）．日美外報．**44**(特別号)：73-78，2022．
　Summary　脂肪注入に限らず，国内初の美容手技に関する有用性の検討がなされ報告された文献．

15) Cheriyan, T., et al.：Low pressure enhanced autologous fat graft viability. Prast Reconstr Surg. **133**：1365-1368, 2014.

16) 福田　越：【美容外科の修正手術—修正手術を知り，初回手術に活かす—】脂肪注入術—合併症の種類とその治療，予防—．PEPARS．**176**：86-95，2021．

17) 小林沙彩ほか：脂肪注入術の正着率を向上させる方法(2)―対外式乳房拡張器との併用―. 形成外科. **62**：488-496, 2019.

18) Gupta, R.：In search of the optimal processing technique for fat grafting. J Craniofac Surg. **26**：94-99, 2015.

19) Tuin, A. J., et al.：What is the current optimal fat grafting processing technique? A systematic review. J Craniomaxillofac Surg. **44**：45-55, 2016.
Summary 脂肪細胞の実験的研究で，遠心分離よりも濾過処理の方が，脂肪細胞の生存率や幹細胞数が保持されていたとする報告.

20) Alexandra, C. G., et al.：Influence of decantation, washing and centrifugation on adipocyte and mesenchymal stem cell contest of aspirated adipose tissue：a comparative study. J Plast Reconstr Aesthet Surg. **63**：1375-1381, 2010.
Summary 脂肪細胞の実験的研究で，遠心分離，濾過，洗浄処理では，洗浄が最も脂肪細胞の生存性に優れている可能性が示唆された.

21) Botti, G.：A clinical trial in facial fat grafting：filtered and washed versus centrifuged fat. Plast Reconstr Surg. **127**：2464-2473, 2011.
Summary 顔面への脂肪移植で，遠心分離と洗浄処理で生着率に差はなかった.

22) Hanson, S. E.：A prospective, randomized comparison of clinical outcomes with different processing techniques in autologous fat grafting. Plast Reconstr Surg. **150**：955-962, 2022.
Summary 乳房への脂肪移植で，遠心分離，各種濾過システムなどを比較して，脂肪壊死や生着率に差はなかった.

PEPARS No.198 : 63-72, 2023

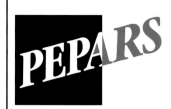

◆特集／実践 脂肪注入術―疾患治療から美容まで―

頭蓋顎顔面外科領域における脂肪注入術

―マイクロファットグラフトとナノファットグラフトによる治療―

渡辺 頼勝*

Key Words：頭蓋顎顔面外科（cranio-maxillofacial surgery），脂肪注入（fat graft），組織増量（volume augmentation），瘢痕拘縮（scar contracture），マイクロファット（microfat grafting），ナノファット（nanofat grafting）

Abstract Coleman の「Structural fat grafts」の報告以来，脂肪採取・処理・注入技術に関連する基礎・臨床研究により，頭蓋顎顔面外科領域では，注入脂肪の生着率は他部位に比べ良好であるため，脂肪組織は「理想的なフィラー」として使用されている．また，脂肪組織に含まれる脂肪幹細胞には，脂肪注入そのものによる組織増量効果以外にも注入部位の血流改善に代表される皮膚の色調および質感の改善，瘢痕の成熟促進などの効果が指摘されている．

頭蓋顎顔面外科領域おける適応としては，口唇口蓋裂術後に伴う唇裂二次変形，第一第二鰓弓症候群などの先天異常疾患，ロンバーグ病に代表される半側顔面萎縮症，外傷/腫瘍切除/加齢に伴う皮膚軟部組織の組織量不足，さらには外傷/美容外科後遺症に伴う皮膚・皮下組織の萎縮や拘縮，などがあり，本稿ではこれらに対し，マイクロファットグラフトとナノファットグラフトを併用した脂肪注入術について解説する．

はじめに

Coleman の「Structural fat grafts」の報告以来，脂肪採取・処理・注入技術に関連する基礎・臨床研究により，頭蓋顎顔面外科領域では，注入脂肪の生着率は他部位に比べ良好であるため，脂肪組織は「理想的なフィラー」として使用されている[1)2)]．また，脂肪組織に含まれる脂肪幹細胞には，脂肪注入そのものによる組織増量効果以外にも注入部位の血流改善に代表される皮膚の色調および質感の改善，瘢痕の成熟促進などの効果が指摘されている[3)4)]．

本稿では，頭蓋顎顔面外科領域におけるこうした脂肪注入術の様々な効果を期待した，マイクロファットグラフトとナノファットグラフトを併用した脂肪注入術について解説する．

方 法

1．術前計画

顔面領域の脂肪注入術は，以前の手術または外傷から最低 3 か月以上経過した時期に手術を予定する．

脂肪注入術の注入効果は顔面の場合は場所にもよるがおおよそ 30～50% 程度と考えられているため，治療部位の陥凹変形と瘢痕拘縮の程度を考え，場合により複数回の注入治療が必要であることが多く，患者にはあらかじめその旨を説明しておくことが重要である．同部位への脂肪注入術は，最低 6 か月以上間隔をあけることを原則としている[1)2)5)]．

脂肪注入予定領域とおおよその注入量の決定，さらには脂肪吸引採取部位を決定する．顔面領域

* Yorikatsu WATANABE, 〒164-8541 東京都中野区中野 4 丁目 22 番 1 号 東京警察病院形成外科・美容外科，副部長

の脂肪注入術は，1回の治療で多くても100 ccを超えることはないため，脂肪吸引採取部位は，採取の容易な部位かつ採取後の陥凹が目立たない部位として，下腹部または左右の大腿内側部が選択されることが多い．

複数回の脂肪注入術が可能となるように，腹部や大腿内側部の脂肪吸引採取部位を決定する．一度採取した部位からの脂肪吸引採取は，瘢痕組織が脂肪組織に与える影響を考慮して，なるべく行わないように計画を立てる必要があるが，多数回の脂肪注入術が必要な場合は，同部位からの採取は1年以上はあけて行う．

2．適応と禁忌
A．適　応
1）先天性疾患
口唇口蓋裂や第一第二鰓弓症候群に代表される先天性疾患では，骨性変形に対する骨切り術などは顔面骨成長終了後の16歳以降に行われる．顔面領域への脂肪の生着率は乳房など他部位に比較的良好である．当科では，16歳以前の顔面骨成長過程において，非対称などの変形を一時的にも改善するために，低侵襲で比較的良好な結果の得られる脂肪注入術を適応する．

＜先天性疾患への具体的適応＞
- 口唇口蓋裂術後の唇裂二次変形：上口唇，鼻周囲の軟部組織不足，瘢痕拘縮
- 第一第二鰓弓症候群：頬部，下顎周囲の軟部組織不足，顎外科矯正手術適応前の成長過程における顔面非対称，成人の軽度の顔面非対称，顎外科矯正手術後の残存した顔面非対称
- 頭蓋縫合早期癒合症：頭蓋骨顎顔面骨切り術後に伴う前額，側頭部，顔面部陥凹変形

2）後天性疾患
- 顔面外傷/美容外科術後後遺症に伴う陥凹変形，瘢痕拘縮，皮膚萎縮性変化
- 顔面腫瘍切除後・再建後に残存する陥凹変形，瘢痕拘縮
- ロンバーグ病などの顔面半側萎縮症，剣創状強皮症に伴う陥凹変形，皮膚萎縮性変化，色素沈着

- 加齢に伴う陥凹変形，皮膚/皮下組織萎縮性変化
- 顔面神経麻痺による表情筋萎縮に伴う陥凹変形

B．禁　忌
感染部位，感染リスクのある領域

3．手術手技
顔面領域の脂肪注入術は，乳房領域への脂肪注入術と比較しより繊細な手術手技を要する[5)6)]．

A．麻酔方法
顔面領域の脂肪注入術は，原則的に全身麻酔下で仰臥位にて行う．脂肪注入領域が小範囲であれば，局所麻酔薬の注入に伴い必要な脂肪注入量がわかりにくくなる欠点はあるものの，局所麻酔下で手術も可能である．

B．脂肪吸引採取
吸引部位は，予定注入脂肪量が多い場合は腹部，少量の場合は大腿内側とし，消毒の後滅菌ドレープをかけて術野を確保する．腹部では臍周囲または腸骨上縁付近，大腿部では膝上内側に約3 mmの皮膚切開をおき，そこからカニューレを用いてツメセント液を皮下脂肪組織内に注入する（図1）．当院でのツメセント液は，ラクテック® 500 mLにメイロン®静注7% 7 mL，ボスミン®注（1 mg/mL）0.5 mL，2%キシロカイン®注15 mLの各薬剤を混和したものを用いている．

5分経過後，吸引に先立ち，20個の直径1 mmの側孔付き多孔性カニューレ（ソレンセンタイプ，外径2.7 mm，内径2.4 mm，Tulip medical products社）を用いて脂肪吸引予定領域をまんべんなく往復するいわゆるフェザリング処置を行う[4)]．続いて，同カニューレを用いて用手的に低圧にてシリンジ吸引により脂肪吸引を行う．

脂肪吸引後，皮下に貯留したツメセント液や血液は皮膚切開部からよく圧出した後切開部を縫合する．その後，腹部であれば腹帯による圧迫，大腿部であれば弾性包帯により圧迫する．

C．吸引脂肪の注入前処理
吸引した脂肪を，シリンジから50 ccの滅菌遠心用チューブに40 cc程度ずつ移し，遠心力1,200

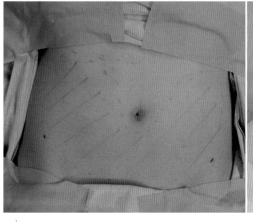
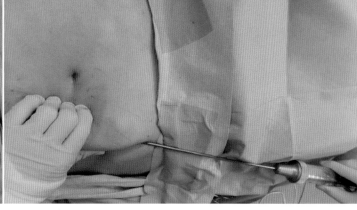

a | b

図 1. 脂肪吸引
　a：典型的な腹部脂肪採取予定域（斜線部）
　b：腹部からの脂肪吸引は，しっかり皮膚をつまんで腹直筋から浮いた部分
　　から行う．

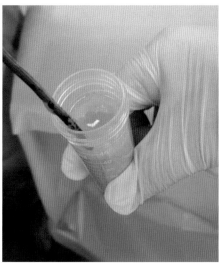
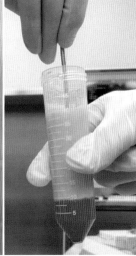
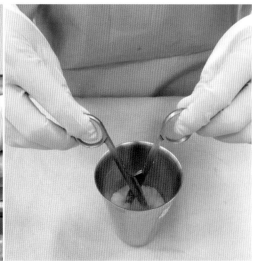

a | b | c

図 2. マイクロファットグラフトの調整
　a：上層のオイル成分を吸引管で吸引除去する．
　b：下層の麻酔液および血液成分を吸引除去する．
　c：残った中間の脂肪組織層を滅菌コップに移し，線維成分をハサミで切断
　　処理する．

g，遠心時間 3 分間で遠心処理する．遠心処理後，一番上のオイル層と一番下の血球成分が含まれた液体層を吸引管で吸引し，残った中間の脂肪層を滅菌コップに移す．滅菌コップ内の脂肪組織層は，注入の妨げとなる線維成分が含まれるためハサミで切断処理しておく（図 2）．

D．脂肪注入

　脂肪の生着率は，脂肪吸引・処理技術にのみならず，脂肪注入技術にも大きく依存するため，皮膚の薄い顔面領域においては，繊細な注入技術が要求される．

　陥凹変形部分に対する皮下組織増量目的とした脂肪注入術（マイクロファットグラフト）では，1

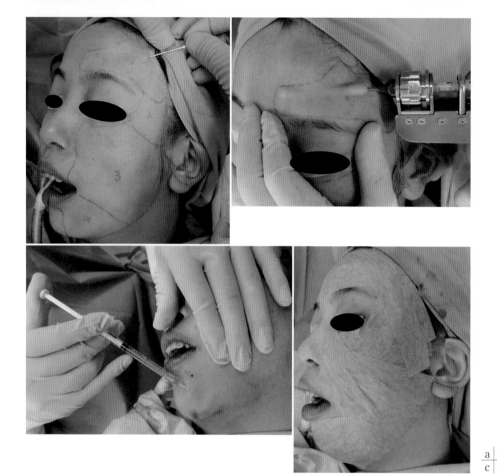

a	b
c	d

図 3. 脂肪注入の実際

a：脂肪注入予定領域は，いくつかの領域に分割し，各領域の脂肪注入量を計測してお
　くことで，後日，脂肪の生着成績の判断に役立てる．各領域の目立たないところに，
　18 G 針でカニューレ刺入部を開ける．

b：ここでは，脂肪注入器械：MAFT-Gun® を用いてのマイクロファット注入を示す．

c：瘢痕組織や萎縮した皮膚のテクスチャーの改善，皮膚の色素沈着などの改善を目
　的としたナノファット注入では，準備された液を 1 cc ロック付きシリンジに吸い，
　27 G 針を用いて真皮内から皮下浅層に注入する．

d：脂肪注入部位は，腫脹低減と患者への脂肪注入部位の周知のため 3 日間マイクロポ
　アテープで固定する．

cc ロック付きシリンジに，遠心処理した脂肪組織を吸引し，18 G 鈍針または，コールマン注入針を用いて，皮膚に 18 G 針で穴を開けた後に，皮下に 3 層ぐらいに分けて注入する意識を持ちながら注入する（図 3）．また，皮下に瘢痕を伴う陥凹変形，例えば，唇裂口唇形成術後の上口唇瘢痕，巨口症形成術後の頬部瘢痕，外傷や術後に認められる瘢痕などに対しては，脂肪注入に先立ち，18 G 針で脂肪注入予定の皮下の瘢痕を切離し，皮下スペースをあらかじめ作成しておくことで，脂肪注入が有効に施行可能となる[1)2)]．

皮膚の薄い上下眼瞼部では，注入脂肪の形態が術後に目立つ部分であるので，特に注意を要する．通常，このような部位には 0.1 cc を 20〜30 分割して微量注入を行う．それ以外の皮膚の比較的厚い部位では，注入脂肪をできるだけ 1 か所に固まらないように注入するためにシリンジを常に小刻みに動かしながら注入を行う方法か，カニューレを手前に引きながら少量の脂肪を注入していく方法で行う．

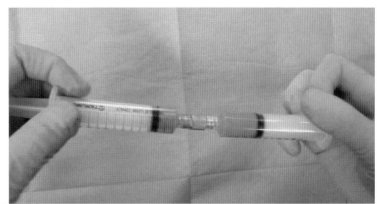

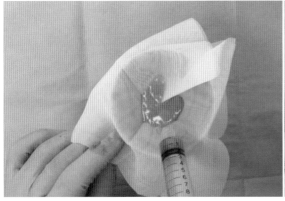
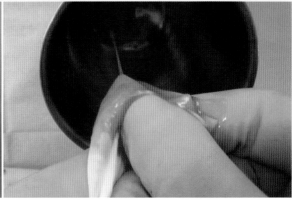

	a
b	c

図 4. ナノファットグラフトの調整

a：ナノファットグラフトは，通常マイクロファットグラフトとして注入する遠心処
理後の脂肪組織を，2 つのロック付きシリンジをコネクタで連結した中で約 30 回ピ
ストン運動して乳液化する．

b：乳液化したものを，シリコンメッシュ上に移し濾す．

c：コップ内に濾された液をナノファットグラフトとして供する．

また，術者の注入技術に依存せずに安定した脂肪生着を可能とする脂肪注入器械：MAFT-Gun®を用いて注入する場合もある．この器械では，1回の脂肪注入量を最小 240 分の 1 cc まで細かく調節することが可能であるため，皮膚の緊張が強い領域，皮下の瘢痕が強い領域，上下眼瞼など皮膚が薄い領域への脂肪注入に使用している．

18 G 針で開けた穴は，ステリテープで固定するか，7-0 ナイロンで縫合する．

さらに，瘢痕組織や萎縮した皮膚のテクスチャーの改善，皮膚の色素沈着の改善を目的とした脂肪注入術（ナノファットグラフト）では，通常マイクロファットグラフトとして注入する遠心処理後の脂肪組織を，2 つのロック付き 5 cc または 10 cc のシリンジをコネクタで連結した中で約 30

回ピストン運動して乳液化した後に，シリコンメッシュで濾して線維性成分を除去して得られた液を，ロック付き 1 cc シリンジに吸い，27 G 針を用いて真皮内から皮下浅層に注入する[7]（図 4）．

脂肪注入部位には，腫脹低減と術後患者への脂肪注入部位の周知のため 3 日間茶色マイクロポアテープを貼付する．

4．術後管理

術後 3 日間は，腫脹低減のために脂肪注入部位は，テープ固定で安静を保つ．過度なクーリングは避ける．術後 3 日目以降に，注入部位に貼られたテープをはがし，軽い洗顔を許可する．術後 3 か月間は，脂肪注入部位には，化粧や洗顔時などに強い力がかからないように注意する．

脂肪採取部は，術後皮下出血や血腫形成がない

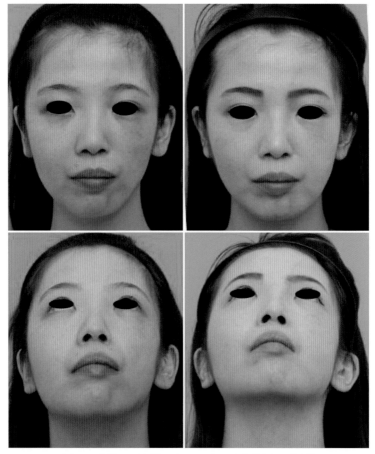

a	c
b	d

図 5. 症例 1:23 歳, 左ロンバーグ病(図 3 の症例)

顔面萎縮進行中からの治療を希望され, 6 か月間隔で計 4 回の脂肪注入を施行した.
左下口唇の色素沈着部にはナノファットを注入した.
　a, b:術前
　c, d:初回術後 3 年, 4 回目脂肪注入後, 7 か月. 左右差の改善および皮膚色調・
　　質感の改善を認める.

か手術室退室前, 帰室後も定期的に診察する. 術後 2 日目以降に, 採取部の圧迫を外して軽いシャワーを許可する. 術後 7 日目以降に, 採取部の抜糸をする. 採取部の圧迫は 1 週間程度継続する.

5. フォローアップ

手術後は, 1 か月, 3 か月, 6 か月の時点で外来にて, 注入脂肪の定着や陥凹・瘢痕拘縮・皮膚色調の状態などを確認する. さらに追加で脂肪注入術を同部位に注入する場合は, 最低 6 か月間経過を見た上で判断するのが望ましい[8].

代表的な症例

症例 1:23 歳, 左ロンバーグ病(図 3 の症例, 図 5)

顔面萎縮進行中からの治療を希望され, 6 か月間隔で計 4 回の脂肪注入を施行した. 左下口唇の色素沈着部にはナノファット注入術を施行した.

症例 2:18 歳, 左第一第二鰓弓症候群, 顔面非対称(図 6, 7)

顔面の土台の骨格改善のため, 顎外科矯正手術(上顎 Le Fort 骨切り術＋下顎骨 SSRO＋おとがい形成術)を施行し, 1 年後にマイクロファット注入術を施行した.

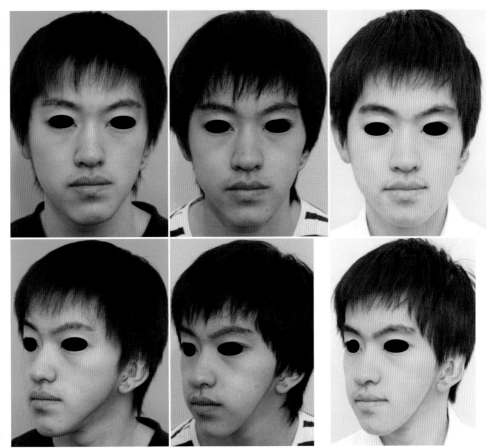

a | c | e
b | d | f

図 6. 症例2：18歳，左第一第二鰓弓症候群，顔面非対称

顔面の土台の骨格改善のため，顎外科矯正手術（上顎 Le Fort 骨切り術＋下顎骨 SSRO＋おとがい形成術）を施行し，1年後にマイクロファット注入を施行した．

a，b：術前

c，d：顎外科矯正手術後1年，脂肪注入術前

e，f：脂肪注入術後1年．骨格の左右差改善に伴う口角左右差の改善および顔貌全体の非対称の改善を認める．

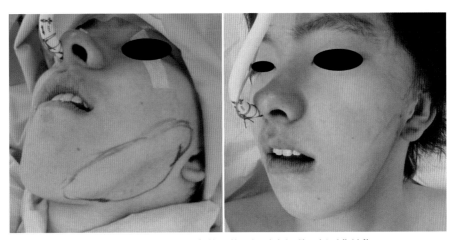

a | b

図 7. 症例2：18歳，左第一第二鰓弓症候群，顔面非対称

a：左下顎部マイクロファット注入前

b：腹部より脂肪採取困難のため，左大腿内側より脂肪採取し，24.6 cc のマイクロファットを注入した直後

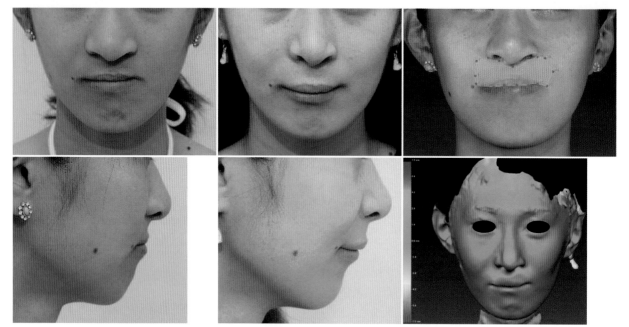

a c e
b d f

図 8. 症例 3：18 歳, 左唇顎口蓋裂術後変形

他院ですでに顎外科矯正手術（上顎 Le Fort 骨切り術＋下顎骨 SSRO）を施行され, さらなる改善のために紹介された. 唇裂鼻形成術および上口唇へのマイクロファット注入を施行した.

a, b：術前

c, d：唇裂鼻形成術＋上口唇への脂肪注入後 1 年

e, f：上口唇領域の術前・術後 1 年体積変化計測（VECTRA H1 使用）. 移植脂肪組織残存量

　4.2 cc（注入量 12.8 cc）, 生着率：32.8%

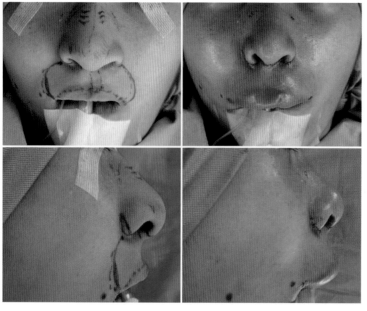

a c
b d

図 9.

症例 3：18 歳, 左唇顎口蓋裂術後変形

　a, b：術直前. 白唇部および赤唇部への脂肪注入領域のデザイン

　c, d：術直後. 上口唇白唇部, 赤唇部に合計 12.8 cc のマイクロファット注入を行った.

症例 3：18 歳, 左唇顎口蓋裂術後変形（図 8, 9）

　他院ですでに顎外科矯正手術（上顎 Le Fort 骨切り術＋下顎骨 SSRO）を施行され, さらなる改善のために紹介された. 唇裂鼻形成術および上口唇へのマイクロファット注入術を施行した.

症例 4：34 歳, 右頬骨変形治癒骨折, 眼窩骨折, 眼球陥凹, 下眼瞼瘢痕拘縮（図 10, 11）

　顔面外傷に対して, 様々な大学病院, 美容外科クリニックでの治療を経て, さらなる改善のために当科を紹介受診された. 高度な右下眼瞼の皮

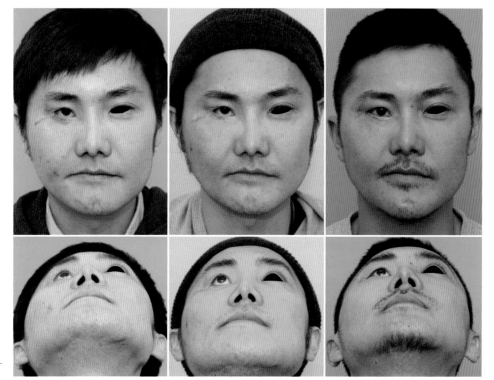

<table>
<tr><td>a</td><td>c</td><td>e</td></tr>
<tr><td>b</td><td>d</td><td>f</td></tr>
</table>

図 10. 症例 4：34 歳，右頬骨変形治癒骨折，眼窩骨折，眼球陥凹，下眼瞼瘢痕拘縮
顔面外傷に対して，様々な大学病院，美容外科クリニックでの治療を経て，さらなる
改善のために当科を紹介受診された．高度な右下眼瞼の皮膚/軟部組織の瘢痕拘縮を
認めたため，脂肪注入による瘢痕拘縮および瘢痕成熟促進の治療後に，右頬骨/下眼瞼
縁および眼窩底の硬性再建治療を行う治療方針とした．
 a，b：初回脂肪注入術前．右下眼瞼の高度瘢痕拘縮を認めた．
 c，d：マイクロファットおよびナノファット注入術後 6 か月．右下眼瞼の瘢痕拘縮
　　の改善および瘢痕成熟を認め下眼瞼縁切開アプローチが可能な状態となった．
 e，f：右肋軟骨移植による右頬骨/下眼瞼縁および眼窩底の硬性再建術後術後 6 か
　　　月．右眼球陥凹の改善および下眼瞼の形態改善を認める．

<table>
<tr><td>a</td><td>c</td></tr>
<tr><td>b</td><td>d</td></tr>
</table>

図 11.
症例 4：34 歳，右頬骨変形治癒骨
折，眼窩骨折，眼球陥凹，眼瞼瘢
痕拘縮
 a，b：初回脂肪注入術前．右
　　下眼瞼の皮膚および皮下組
　　織の高度瘢痕拘縮を認めた．
　　右大腿内側より脂肪吸引し，
　　眼瞼側にはナノファット注
　　入，右眼瞼−頬部にはマイク
　　ロファット注入を行った．
 c，d：術直後．眼瞼側にはナ
　　ノファット 3.6 cc 注入，右
　　眼瞼−頬部にはマイクロ
　　ファット 15.4 cc 注入を行っ
　　た．

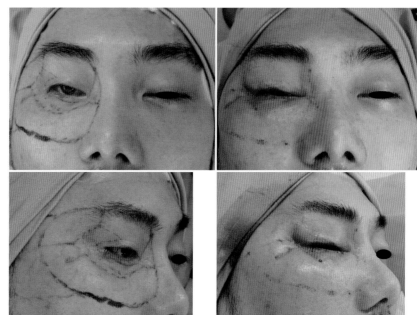

膚/軟部組織の瘢痕拘縮を認めたため，まずは脂肪注入による下眼瞼の瘢痕拘縮および瘢痕成熟促進の治療後に，二期的に右頬骨/下眼瞼縁および眼窩底の硬性再建治療を行った．

まとめ

適切な脂肪採取と脂肪注入技術で行われた脂肪注入術は，頭蓋顎顔面外科領域においては比較的低侵襲で施行可能な大変有効な基本的治療法である[8]．脂肪注入術は，複数回を要する可能性があるものの，皮下組織増量効果による陥凹変形の改善のみならず，注入部位の皮膚の色調および質感の改善，瘢痕の成熟などの効果が期待できる．特に，これまで治療が困難であった瘢痕拘縮の強い部位への手術が必要な場合に，まず脂肪注入術を行い皮膚や瘢痕拘縮の状態の改善を図った後，二期的な本手術が可能となるため，手術適応の拡大と治療効果の向上への寄与が期待できる．

参考文献

1) Coleman, S. R. : Structural fat grafting : more than a permanent filler. Plast Reconstr Surg. **118** : 108S-120S, 2006.
   Summary　脂肪注入術が見直されるきっかけとなった重要な論文．

2) Coleman, S. R., Katzel, E. B. : Fat grafting for facial filling and regeneration. Clin Plast Surg. **42** : 289-300, 2015.

3) Gir, P., et al. : Fat grafting : evidence-based review on autologous fat harvesting, processing, reinjection, and storage. Plast Reconstr Surg. **130** : 249-258, 2012.

4) Kaufman, M. R., et al. : Autologous fat transfer for facial recontouring : is there science behind the art?. Plast Reconstr Surg. **119** : 2287-2296, 2007.

5) Lin, T. M., et al. : Application of microautologous fat transplantation in the correction of sunken upper eyelid. Plast Reconstr Surg Glob Open. **2** : e259, 2014.

6) Nguyen, P. S. A., et al. : Development of micro-injection as an innovative autologous fat graft technique : the use of adipose tissue as dermal filler. J Plast Reconstr Aesthet Surg. **65** : 1692-1699, 2012.

7) Tonnard, P., et al. : Nanofat grafting : basic research and clinical applications. Plast Reconstr Surg. **132** : 1017-1026, 2013.

8) 渡辺頼勝：マイクロファットグラフトとナノファットグラフトによる治療．脂肪注入移植術．淺野裕子ほか編．76-86，克誠堂出版，2019.
   Summary　日本語でわかりやすく書かれた脂肪注入術の教科書．

PEPARS No.198：73-79, 2023

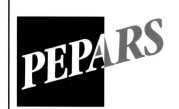

◆特集／実践 脂肪注入術─疾患治療から美容まで─

鼻咽腔閉鎖機能不全に対する
自家脂肪注入術

彦坂 信[*1] 金子 剛[*2]

Key Words：口蓋裂（cleft palate），口蓋裂二次手術（secondary repair of cleft palate），鼻咽腔閉鎖機能（velopharyngeal function），鼻咽腔閉鎖機能不全（velopharyngeal incompetence），自家脂肪注入（autologous fat grafting）

Abstract 2022年度の診療報酬改定において，鼻咽腔閉鎖機能不全に対する自家脂肪注入術が保険収載された．本術式は，咽頭弁形成術などの従来の口蓋裂二次手術に比較して，睡眠時無呼吸などの有害事象のリスクや，侵襲と負担感が比較的小さいという利点がある．一方，注入脂肪の生着率には一定の限界があるため，適応は比較的軽症～中等症の鼻咽腔閉鎖機能不全に限られる．本術式は，これまで侵襲と効果のバランスの取れた治療選択肢のなかったこれら患者群に対するunmet needsを満たす有望な治療法と考えられる．国立成育医療研究センターでは2019年より，本術式の安全性と有効性の評価を目的として前向き研究を開始し，現在までに1名に手術を施行した．本稿では自験例とこれまでの報告を踏まえ，本術式の適応，方法や効果について述べる．

はじめに

2022年度の診療報酬改定において，「鼻咽頭閉鎖不全に対する自家脂肪注入」が保険収載された．本稿では，本術式の適応・方法・治療成績について，過去の文献と自験例を交えて述べる．

鼻咽腔閉鎖機能とは

鼻咽腔は安静時には開通し，鼻腔と下気道が交通することで鼻呼吸が可能となっている．嚥下時や発声時には，軟口蓋や咽頭後壁・側壁の運動により鼻咽腔は閉鎖され，鼻腔と口腔が隔絶される．これにより飲食物や言語の鼻漏出が生じないようになっている．この機能を，鼻咽腔閉鎖機能と称する（図1）．

口蓋裂では，口蓋の裂により口腔と鼻腔が連続しており，また口蓋帆挙筋の断裂により軟口蓋の挙上が不良で鼻咽腔閉鎖が営まれないために，鼻咽腔閉鎖機能不全を呈する．乳児期には，口腔内を陰圧に保てないために吸啜ができないほか，ミルクが鼻漏出することで哺乳の問題をきたす．幼児期以後は，口腔内を高圧に保てないために音声の鼻漏出を生じて開鼻声を呈し，またこれを代償しようとして異常構音を習得することで，言語が不明瞭となる．

鼻咽腔閉鎖機能不全を呈する他の疾患としては，先天異常として粘膜下口蓋裂，22q11.2欠失症候群に多く見られる，明らかな裂がないものの軟口蓋や咽頭壁の運動不良などの機能的な問題や，短口蓋・深咽頭などの構造的な問題による先天性鼻咽腔閉鎖不全症のほか，後天的にはアデノイド切除術後や，咽頭の腫瘍切除術後などが挙げられる．本稿では，鼻咽腔閉鎖機能不全を呈する代表的な疾患である口蓋裂について述べる．

*1 Makoto HIKOSAKA，〒157-8535 東京都世田谷区大蔵2-10-1 国立成育医療研究センター形成外科，診療部長
*2 Tsuyoshi KANEKO，同，非常勤医師

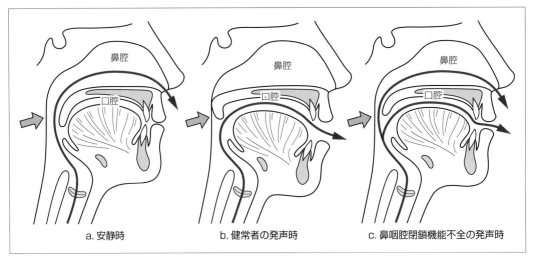

図 1. 鼻咽腔閉鎖機能
　a：安静時. 軟口蓋は下垂し, 鼻咽腔は開通して, 鼻呼吸が可能となっている.
　b：健常者の発声時. 軟口蓋や咽頭後壁・側壁の運動により鼻咽腔は閉鎖され, 鼻腔と口腔が隔絶さ
　　れている.
　c：鼻咽腔閉鎖機能不全の発声時. 口蓋の挙上が不十分で鼻咽腔が閉鎖されず, 鼻漏出を生じる.

鼻咽腔閉鎖機能の評価方法

　鼻咽腔閉鎖機能の評価指標としては, 言語聴覚士による聴覚判定(開鼻声, 鼻漏出による子音の歪み)と発声時の鼻漏出の程度に基づき, 「良好」「ごく軽度不全」「軽度不全」「不全」の4段階に評価される[1]. 一般的には, 良好とごく軽度不全は, 日常生活のコミュニケーションで支障がないレベルと考えられている.

　安静時と発声時のセファログラムでは, 口蓋や鼻咽腔の形態と運動を定量的に評価できる. 口蓋が長く, 厚く, 挙上運動が口蓋平面に達して良好であれば, 良好な鼻咽腔閉鎖が期待できる. 欠点としては二次元的な評価方法であること, また幼児では頭位固定や発声タイミングの指示に従えず, 精確な検査が難しいといった点がある.

　鼻咽腔内視鏡は, 安静時の形態や発声時の運動と閉鎖を三次元的に観察できる. 欠点としては, 小児では協力が得られず施行できない場合があること, また定量的な評価が難しいといった点がある.

　MRIは, 鼻咽腔の形態を三次元的に定量的に評価できるほか, 発声時に連続的に撮像することで鼻咽腔の運動や閉鎖の程度を評価することもできる[2]. 脂肪注入術の評価においては, 脂肪組織を定量的に評価できるため, 生着の評価が可能であ

る. 欠点として, コストが大きい点が挙げられる.
　ナゾメーターは, 板を隔てて口部と鼻部にマイクが設置された検査機器であり, 口音圧と鼻音圧を計測し, その比率を点数化する. 客観的指標として欧米の多くの研究で採用されている.

口蓋裂における鼻咽腔閉鎖機能

　口蓋裂に対しては初回手術が1歳前後に行われる. その後, 5歳前後には90%程度の患者で, コミュニケーションに支障がないとされる「良好」または「ごく軽度不全」の鼻咽腔閉鎖機能が得られる[3]. 残る10%程度の鼻咽腔閉鎖機能不全を呈する患者に対しては, 言語訓練などの保存的治療のほか, 比較的重症例では咽頭弁形成術や咽頭後壁増大術といった鼻咽腔を狭小化させる口蓋裂二次手術が行われる.

　一方, 5歳前後での検査で良好と評価された患者でも, その後の成長の過程で鼻咽腔が拡大することで, 鼻咽腔閉鎖機能が徐々に「ごく軽度不全」〜「軽度不全」へと低下することがある[4]. この場合, 咽頭弁形成術などの従来の口蓋裂二次手術は, 有効ではあるが侵襲や負担が大きく, 日常生活に多少の不便さがあって改善が望ましい場合にも, 適切な治療が提供されてこなかった.

鼻咽腔閉鎖機能不全に対する脂肪注入術

　これら比較的軽症の患者に対して，欧米では2010年代から，自家脂肪を鼻咽腔の粘膜下に注入する治療が報告されている．これまでに多数の報告があり，2017年には系統的レビューが報告されている[5]．対象とした15文献中の251名の患者は，口蓋裂術後が大部分を占めたものの，アデノイド切除後や22q11.2欠失症候群のほか，管楽器演奏時の高圧で生じる鼻咽腔閉鎖機能不全も含まれていた．適応は比較的軽症〜中等症の鼻咽腔閉鎖機能不全が大部分であり，発声時の鼻咽腔間隙が鼻咽腔ファイバースコピーで50％以下のもの，またはセファログラムで1〜5 mmのものなどと規定されていた．注入部位は軟口蓋のみ，咽頭後壁のみのほか，これらの組み合わせや咽頭側壁への注入を追加するものなどが見られた．注入量は2.4〜13 mLと幅があり，大部分の報告では明確な基準は設定されず患者ごとに決定されていた．評価指標は，言語聴覚士による聴覚判定や，診察での鼻漏出の程度のほか，定量的な指標としてはナゾメーターや，MRIでの鼻咽腔間隙を計測したものがあった．術後成績は，文献ごとに評価指標が異なるものの，40〜100％の患者で改善が得られたと報告されていた．合併症については，1例で後に注入脂肪の減量を要した閉塞性睡眠時無呼吸を認めたが，血管塞栓などの重篤な合併症は認められなかった．

　以上から脂肪注入術は，比較的軽症〜中等症の鼻咽腔閉鎖機能不全に対して安全かつ有効であると結論づけている．今後の課題として，適応基準や評価指標，注入量や注入部位といった手術手技を標準化していくことが挙げられた．

　術後の予測因子を評価した研究として，Denadaiらは167名の口蓋裂初回術後患者を対象とした結果を報告している[6]．咽頭後壁のみに平均6 mLの脂肪注入を行い，術後3，6，12，15か月時点で聴覚判定と鼻咽腔内視鏡で評価を行った．全例で術後12か月目にかけて開鼻声，鼻雑音，口腔内圧，鼻咽腔内視鏡を含めた全体評価で漸次的な改善が得られ，15か月目にかけては統計的有意な変化はなかった．大きな鼻咽腔間隙，口蓋に対する手術回数，他施設で初回手術が行われたことが，術後成績が低いことと統計学的有意に関連していた．一方，年齢，性別，口唇口蓋裂の裂型，脂肪注入量などは予後因子としては特定されなかった．脂肪注入術は鼻咽腔間隙が比較的小さな症例が適応であることを示した．

国立成育医療研究センターにおける前向き研究

　鼻咽腔閉鎖機能不全に対する脂肪注入術について，当初は本邦での報告例は少なく，有効性と安全性の検討が不十分であったため，国立成育医療研究センターでは倫理審査委員会の承認を受け（受付番号2019-030），2019年から口蓋裂術後の鼻咽腔閉鎖機能不全に対する自家脂肪注入術を対象とした前向き研究を開始した（UMIN臨床試験登録システム試験ID：UMIN000039669）．

1．研究計画

　主な組み入れ基準は，口蓋裂術後，12歳以上で，ごく軽度不全または軽度不全の鼻咽腔閉鎖機能不全の患者のうち，発声時側面セファログラムで鼻咽腔間隙が5 mm以下とした．

　主要評価項目は治療の安全性とし，挿管24時間以内の気道確保の必要性，または抜管後24時間以上の酸素需要の有無とした．その他，術後の睡眠時呼吸障害を含む有害事象の有無を収集した．

　有効性の評価として術後6か月時に，言語聴覚士により鼻咽腔閉鎖機能と発話明瞭度を評価した．対面での評価のほか，盲検化するために録音録画評価も施行した．そのほかに，鼻咽腔形態の評価として発声時側面セファログラムでの鼻咽腔間隙，鼻咽腔の運動性の評価として鼻咽腔内視鏡検査での鼻咽腔の形態および運動所見，主観的評価として健康関連quality of life（QOL）（CLEFT-Qの「言語機能」と「はなしことばの悩み」）を収集した．CLEFT-Qは，口唇口蓋裂を対象とした，患者が回答する質問紙である．整容，言語，咬合・顎発育，心理社会の訴えについて，満足度とQOLを問う13項目・169問からなる．結果は項目ごとに100点満点の間隔尺度で表示され，目的に応じて項目ごとに適用することができる[7]．

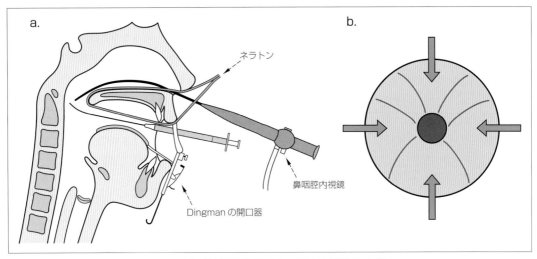

図 2. 鼻咽腔閉鎖機能不全に対する脂肪注入術

a：Dingman の開口器を装着し，ネラトンカテーテルを鼻孔から鼻咽腔を経由して口裂
まで通し，適宜これを牽引することで鼻咽腔の術野を確保した．注入は耳鼻咽喉科と
協同で鼻咽腔内視鏡による観察下に行った．

b：注入は鼻咽腔の全周に行い，正円形に狭小化されたことを確認して手術を終了した．

2．症例報告

　試験開始から現在までに，13歳女児，左唇顎口
蓋裂の術後の患者 1 名に治療を施行した．

　術前の鼻咽腔閉鎖機能は対面評価で軽度不全，
録音録画評価でごく軽度不全であった．日常生活
に大きな支障を感じていないものの，会話では
「友達に聞き返されないように気を付けている」と
いった訴えを認め，手術による改善を希望され
た．発声時セファログラムでの鼻咽腔間隙は 5
mm，鼻咽腔内視鏡では閉鎖は不全であった．以
上から，脂肪注入術の適応と判断した．

　手術は全身麻酔，経口挿管で，耳鼻咽喉科と協
同で施行した．脂肪吸引は，臍周囲の小切開から
tumescent 法に準じて 40 mL の吸引物を得た．遠
心処理は 2,000 回転/分で 2 分間行った．

　注入は，Dingman の開口器を装着し，鼻咽腔内
視鏡下に行った（図2）．粘膜に小切開を加えた後，
弯曲のついた 14 G 注入カニューレを接続した
ロック付き 1 mL シリンジを用いて，粘膜下に脂
肪組織を注入した．注入部位の高さは，発声時セ
ファログラムで鼻咽腔の閉鎖部位を環椎との位置
関係から判断し，術野で環椎を触れながら決定し
た．注入する部位は，鼻咽腔をできるだけ狭小化
するために，軟口蓋の鼻腔側面，咽頭後壁および

側壁の鼻咽腔全周とした．咽頭側壁には，口蓋咽
頭弓の前面に小切開を加え，カニューレを咽頭後
壁まで到達させ，引き抜きながら注入した．また
軟口蓋正中では瘢痕組織で注入が困難であったた
め，19 G 注射針を曲げて口蓋側面から鼻腔側粘膜
下に刺入し，術後瘢痕を乱切する Rigottomy を加
えてから注入した．注入量は，術前の鼻咽腔内視
鏡での鼻咽腔間隙を念頭に，これを充填する程度
とした．合計 15 mL 程度を注入したが，一定量を
超えると切開部位から注入脂肪が流出してくるた
め，正確な定量は困難であった．鼻咽腔が全周
性・正円形に狭小化されたことを確認して，手術
を終了した．手術後は覚醒・抜管のうえ ICU に入
室した．術後 1 日目に ICU を退室し，経過良好で
4 日目に退院した．

　鼻咽腔閉鎖機能は，対面評価では術前に軽度不
全であったが，術後 6 か月目にはごく軽度不全に
改善した．録音録画評価では，術前後ともにごく軽
度不全と変化を認めなかった．発声時セファログ
ラムでの鼻咽腔間隙は，術前 5 mm から術後には
4 mm に縮小を認めた（図3）．鼻咽腔内視鏡では，
術前は明らかな閉鎖不全であったが，術後は鼻咽
腔は全周性に狭小化し，発声時には bubble を認
めるもののほぼ閉鎖が得られていた（図4）．

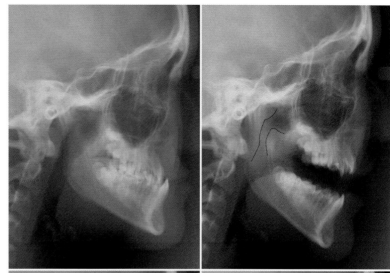

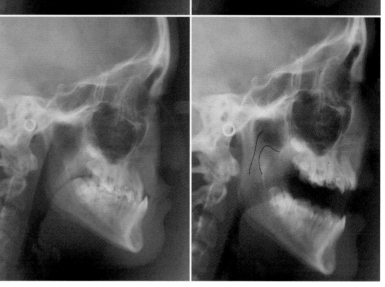

図 3.
自験例の術前および術後 6 か月の発声時セファログラム

 a：術前安静時

 b：術前「あ」発声時．鼻咽腔間隙は 5 mm であった．

 c：術後安静時

 d：術後「あ」発声時．間隙は 4 mm に縮小している．側壁の増大により鼻咽腔の輪郭は不鮮明になっている．

（彦坂　信ほか：口蓋裂術後の鼻咽腔閉鎖機能不全に対する自家脂肪注入術の 1 例．日口蓋誌．48(1)：61-68，2023．より引用）

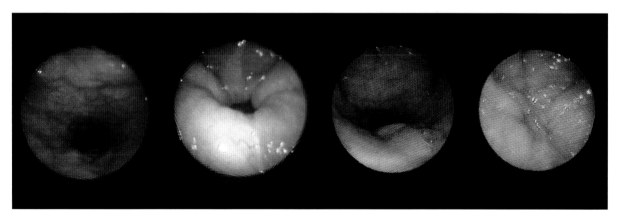

a｜b｜c｜d

図 4. 自験例の術前および術後 6 か月の鼻咽腔内視鏡

 a：術前安静時

 b：術前発声時．鼻咽腔に間隙を認める．

 c：術後の安静時．鼻咽腔は全周性に狭小化されている．

 d：術後発声時．ほぼ閉鎖できている．

（彦坂　信ほか：口蓋裂術後の鼻咽腔閉鎖機能不全に対する自家脂肪注入術の 1 例．日口蓋誌．48(1)：61-68，2023．より引用）

CLEFT-Q は「言語機能」が66点から76点,「はなしことばの悩み」が77点から90点に改善を認め,以下のような質問文で改善が見られた:『友達が私の言葉をわかってくれない』:「ときどき」から「全然ない」に改善;『わかってもらうために,ゆっくり話さなければならない』:「ときどき」から「全然ない」に改善.

睡眠時無呼吸を含め,治療を要する有害事象は認めなかった.

考　察

従来の口蓋裂二次手術について,咽頭弁形成術,咽頭括約筋形成術,口蓋再形成術,咽頭後壁増大術が施行された83文献・4,011患者を対象とした系統的レビューにおいて,有効性では鼻漏出が73%の患者で改善された一方,有害事象として睡眠時無呼吸が4%で認められたとしている[8]. 脂肪注入術は,概ね同等の有効性を示し,周術期の気道合併症や術後の睡眠時無呼吸などの合併症のリスクが小さく,鼻咽腔の生理的な構造が保たれ,また反復して行え調節性が高い利点がある.一方,注入脂肪の生着率は鼻咽腔での報告はないものの,頭頸部領域では60%程度と報告されており[9], 本法における増大効果には一定の限界がある.よって適応はごく軽度不全〜一部の軽度不全とし,比較的重症例に対しては咽頭弁形成術などの従来の口蓋裂二次手術を選択するのが適当と考える.成長過程にある比較的軽症な鼻咽腔閉鎖機能不全患者については,成長に伴う鼻咽腔の拡大で経時的に機能が低下することが予想される.反復する脂肪注入で十分な機能が維持でき,従来の口蓋裂二次手術を回避できるかは,今後検討を要する.

一方,考えられ得る重篤な合併症として,顔面領域の脂肪注入では血管塞栓による脳血管障害や失明が報告されている.特に22q11.2欠失症候群の患者では,96名を対象とした患者で26%に頸動脈が鼻咽腔後壁の正中よりに偏位していたとの報告があり[10], また鼻咽腔内視鏡での咽頭後壁の拍動の確認だけでは検出できない症例があったと報告されている[11]. 現時点では報告はないものの,血管塞栓のリスクが高い可能性がある.予防策として,術前MRIや術中USによる血管解剖の評価をルーチンで行っている報告がある[12]. また脂肪注入の標準的な手技である先端が鈍なカニューレを用いる,粘膜下に注入し深部の筋層に注入しないように心掛ける,注入圧を低く,一度の注入量を少なく保つ,といったことに注意する必要がある.

本術式は日本形成外科学会から数年にわたり保険収載を要望され,2022年度に「K019-2 自家脂肪注入」として保険収載された.鼻咽腔閉鎖機能不全の改善を目的として,原則として1患者に1回のみの算定が認められている.施設基準には,10年以上および5年以上の経験を有する形成外科常勤医師2名が配置され,学会の示す指針[13]に基づいた研修を修了し,さらに10年以上の経験を有する耳鼻咽喉科常勤医師と連携して手術を行うこととされている.口唇口蓋裂に対するチーム医療体制が整備された施設において施行されるよう制度化されている.現状では,反復した注入で調節性が高いという本術式の利点が活かされておらず,また一部の施設では十分な口唇口蓋裂の治療経験があるにも関わらず人員的な面から施行が難しいといった課題がある.

脂肪注入術は従来の口蓋裂二次手術に比較して有害事象のリスクと負担感が少なく,軽症〜中等症の鼻咽腔閉鎖機能不全というこれまでに侵襲と効果のバランスがとれた治療法を提供できなかった患者群の unmet needs を満たす有望な治療選択肢である.今後もその特性を理解し,適切な患者群に本治療法が提供されることが期待される.

参考文献

1) 日本コミュニケーション障害学会口蓋裂言語委員会.口蓋裂言語検査(言語臨床用)DVD付.インテルナ出版,2007.
2) Silver, A. L., et al. : Cine magnetic resonance imaging with simultaneous audio to evaluate

pediatric velopharyngeal insufficiency. Arch Otolaryngol Head Neck Surg. **137**：258-263, 2011.

3）西垣宏美ほか：Furlow 変法による初回口蓋形成術後の言語成績．日形会誌．**37**：138-146, 2017.

4）木村智江ほか：口蓋裂初回手術後から成人期までの長期経過観察　唇顎口蓋裂 40 例の言語成績．日口蓋裂会誌．**41**：8-16，2016.

5）Nigh, E., et al.：Autologous Fat Injection for Treatment of Velopharyngeal Insufficiency. J Craniofac Surg. **28**：1248-1254, 2017.
　　Summary　鼻咽腔閉鎖機能不全に対する脂肪注入術についての系統的レビュー．治療法や評価法，課題などについてまとめてある．

6）Denadai, R., et al.：Predictors of autologous free fat graft retention in the management of craniofacial contour deformities. Plast Reconstr Surg. **140**：50e-61e, 2017.
　　Summary　鼻咽腔閉鎖機能不全に対する脂肪注入術における予後因子を検討した．

7）彦坂　信ほか：口唇口蓋裂の患者報告アウトカム質問紙 CLEFT-Q 日本語版の完成と妥当性評価研究計画．日口蓋裂会誌．**46**：141，2021.

8）de Blacam, C., et al.：Surgery for velopharyngeal dysfunction：A systematic review of interventions and outcomes. Cleft Palate Craniofac J.

55：405-422, 2018.

9）Yu, P., et al.：Predictors of autologous free fat graft retention in the management of craniofacial contour deformities. Plast Reconstr Surg. **141**：457e-458e, 2018.

10）Kimia, R., et al.：Magnetic resonance angiography（MRA）in preoperative planning for patients with 22q11.2 deletion syndrome undergoing craniofacial and otorhinolaryngologic procedures. Int J Pediatr Otorhinolaryngol. **138**：110236, 2020.

11）Oppenheimer, A. G., et al.：Cervical vascular and upper airway asymmetry in Velo-cardio-facial syndrome：correlation of nasopharyngoscopy with MRA. Int J Pediatr Otorhinolaryngol. **74**：619-625, 2010.

12）Impieri, D., et al.：Autologous fat transplantation to the velopharynx for treating mild velopharyngeal insufficiency：A 10-year experience. J Plast Reconstr Aesthet Surg. **72**：1403-1410, 2019.

13）自家脂肪注入ガイドライン作成委員会．再建を目的とした自家脂肪注入に対する適正施行基準（2017 年版）2017．Available from：www.jsprs.or.jp/member/committee/module/27/pdf/tekisei_kijun_2017.pdf.

PEPARS No.198：80-87, 2023

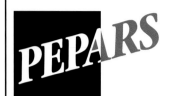

◆特集／実践 脂肪注入術—疾患治療から美容まで—

脂肪注入術の合併症と対策

朝日林太郎*

Key Words：脂肪吸引(liposuction), 脂肪移植(fat grafting), 脂肪壊死(fat necrosis), 嚢胞(oil cyst)

Abstract 脂肪注入術は, 近年乳房再建分野や美容領域の豊胸, 顔の若返りなど, 様々な目的で行われている. 注入箇所に容量付加をできると同時に, 脂肪吸引による痩身効果も期待できるため, 治療件数も増加傾向にあるが, 付随して様々な合併症の報告も増えている. 具体的には, 気胸, 脂肪壊死, 感染, 塞栓, 血腫など様々であるが, 胸部への脂肪注入術後の合併症の多くは, 不適切な注入手技による脂肪壊死に起因するものである. 一方で顔面の場合は, 脂肪の生着の条件がよい部位であるため, 生着した脂肪の膨隆や硬結などが問題になる場合が多い. いずれの場合にも侵襲を伴う外科的な治療が必要となる場合が多いが, 手術の際にはできる限り術後の整容面にも留意して, 目立たない切開創からアプローチするなど, 患者 QOL を損なわないような工夫が必要である.

はじめに

自家脂肪組織移植(以下, 脂肪注入術)は, 生着率の低さや石灰化などの問題から, 以前は否定的な見解であったものの, 2000 年頃よりその有効性や安全性を示す報告がされるようになった. そして 2008 年アメリカ形成外科学会より乳房再建における自家脂肪組織移植に対して好意的は立場を表明して以来, 乳房再建や豊胸分野で近年急速な広がりを見せている[1].

また, 注入脂肪中には脂肪幹細胞をはじめとして多くの間葉系幹細胞も含まれており, これらの細胞の効果を期待した再生医療としても脂肪注入術が行われている.

一方で不適切な注入手技によるトラブルも近年増加傾向にある. 2021 年 1 月より厚生労働科学特別研究「美容医療における合併症の実態調査と診療指針の作成」(研究代表者：大慈弥裕之医師)による美容医療の有害事象の前向き調査によると, 全体の有害事象の中でも「異物肉芽腫, しこり形成」が最も多く, その原因はヒアルロン酸によるものが最多であるが, 脂肪移植によるものも少なからず見られる[2].

安全性の高い治療を提供するために第一に留意するべきことは, 治療の適応を的確に判断して, 十分な経験のある術者が適切な手技で手術を行うことである. 当院への脂肪注入後のトラブルとして相談される患者のほとんどは, いずれかもしくは両方に何らかの問題があることがほとんどである. 脂肪注入によるトラブルの多くは偶発的に生じるものではなく, ほとんどの場合は適切な治療により防ぐことができるものであると思われる.

乳房に対する脂肪注入術による注入部位の術後トラブルは, 疼痛や小範囲の血腫などの治療介入を要さない軽微な合併症を除くと, 脂肪壊死に伴う腫瘤形成がほとんどであり, しばしば生検を要

* Rintaro ASAHI, 〒113-8603 東京都文京区千駄木 1-1-5 日本医科大学形成外科学講座, 講師

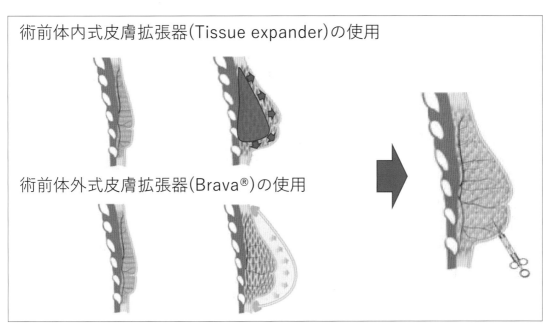

図 1. 乳房再建術における術前体内外皮膚拡張器の使用

する[3]．一方顔面においては，脂肪の生着そのものは問題なくても，移植部位の膨隆や硬結などが術後の主なトラブルである．いずれも保存的加療などでは改善が期待できない場合が多く，治療にはしばしば外科的な介入が必要になる．脂肪注入を受ける患者はもともと自身の生活の質を向上するために治療を受けているという背景を踏まえると，その合併症の治療においても，できる限り術後の整容性を考慮して，生活の質を落とさない治療が重要となる．

今回は乳房再建，豊胸手術，および顔面の rejuvenation を目的とした脂肪注入術後のトラブルについて，それぞれ具体的な症例とともに治療方法を示す．

乳癌，乳腺腫瘍切除後の乳房再建における脂肪注入術後の合併症と対策

合併症を避けるためにまず留意するべきは，正しく治療適応を判断して正しい治療方法で手術を行うことである．日本乳房オンコプラスティックサージャリー学会・脂肪移植 WG(ワーキンググループ)によって作成された，「乳房への脂肪移植術の治療手順」があるため，この手順に沿った適切な治療手技を行うことがまず重要である[4]．そ

の中にも記載があるように，適切な治療を行ったとしても，腫瘍学的な安全性に関するリスクや，乳癌検診への影響も皆無ではないため，これらに関しても術前に患者へ十分伝えておく必要がある．

また，同じ胸部への脂肪注入ではあるが，乳房再建における脂肪注入と豊胸術における脂肪注入では，状況が全く異なると考えるべきである．乳房全摘出症例などにおいては，単回の脂肪注入のみでは組織量が不足するため，自家組織やインプラントと併用される場合がほとんどである．また，皮膚 envelope が不十分であるため，体内式皮膚拡張器(tissue expander)や体外式皮膚拡張器などの使用により，事前に皮膚を十分に拡張させておく必要がある(図1)．部分切除症例などで皮膚は十分に残存しているような場合においても，術後の放射線治療により皮膚や皮下組織が硬くなっており，かつ血流の不足などから脂肪壊死などをきたしやすい状態になっているケースもある．このような放射線照射組織への脂肪注入に関しては，より慎重な治療手技は要すると思われるが，放射線照射により生じた線維化や癒着などが改善されることが期待できるため，脂肪注入術の適応自体はよいものであると思われる[5]．

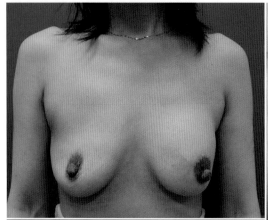

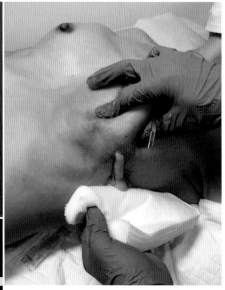

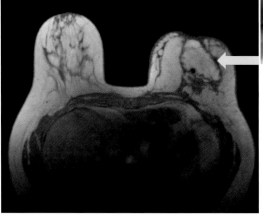

図 2.

52 歳, 女性. 過去に脂肪注入術による豊胸手術歴あり(両側 300 mL 程度ずつ)

 a：外来初診時. 左胸部の腫れ, 疼痛あり

 b：MRI所見(T2強調画像). 皮下に散在する液体成分の脂肪壊死像が見られる.

 c：局所麻酔下に皮膚の緊満した部位を切開すると多量の脂肪壊死組織の排出あり

豊胸における脂肪注入術後の合併症と対策

　美容外科領域における豊胸手術においても，脂肪注入術は行われている．脂肪注入による豊胸治療は，大腿などから脂肪吸引により採取した脂肪を，裁断や遠心などの処理を施して，皮下，乳腺下，大胸筋内，大胸筋下それぞれのレイヤーへ，線状に塊にならないように注入を行う[6].

　日本美容外科学会(JSAPS)が行った第 5 回全国美容医療実態調査によると，2021 年 1 月 1 日から 12 月 31 日までに行われた豊胸手術の方法として全体の半数以上は脂肪注入術により行われており，現在豊胸の手段としては国内で最も施行されている方法となっている[7].これに付随して，近年脂肪注入術による豊胸治療後のトラブルも増加している.

　豊胸においても乳房再建の場合と同様に，まずは適切な治療手技で行うことが重要である．これにより避けられるトラブルも少なくない．塞栓や感染などは，適切に治療を行ったとしても一定の確率で起こり得るが，稀である．腫瘍学的な安全性に関するリスクや乳がん検診などへの影響は乳房再建と同様に豊胸においても有するため，これらのリスクに関しても術前に十分に患者へ伝えておく必要がある.

　豊胸における脂肪注入術においても，トラブルの多くは脂肪壊死に起因するものである[8].微細な脂肪壊死や石灰化は，適切に脂肪注入を行っても生じることは少なくないため，脂肪注入治療後は原則としてエコーなどで経時的に注入脂肪の状態を確認することが望ましい．可能であれば術前に画像検査も行っておくと，術後有事の際のコントロールとして比較することができるため有用である[9].

　治療介入を要するような脂肪壊死を防ぐためにまず重要なことは，無理な量を注入しないことで

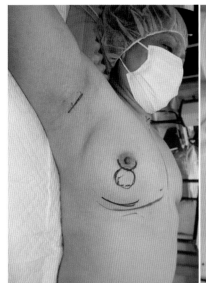
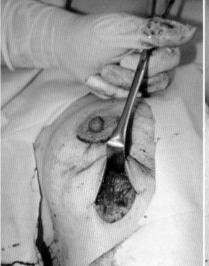
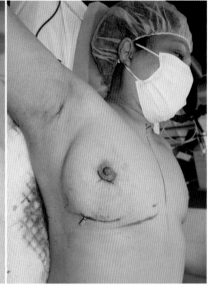
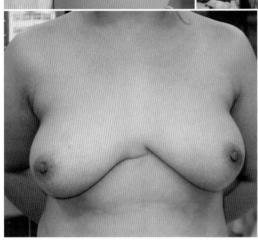

a	b	c
d		

図 3.
49 歳，女性．過去に脂肪注入術による豊胸手術歴あり（注入量不明）
右乳腺下に脂肪壊死に伴う腫瘤を触知するため，乳房下溝よりアプローチして除去を行った．
　　a：術前デザイン
　　b：術中所見．乳腺下に境界が比較的明瞭な腫瘤を認め，摘出した．
　　c：術直後
　　d：術後 6 か月．乳房の変形などは認めず，創部も目立たない．

ある．明らかに注入過多と思われるような症例や，非吸収性充填剤を併用した不適切な症例も散見される．特に注入過多による脂肪壊死の場合は，しばしば重篤な感染をきたして緊急での切開排膿などの治療を要する場合もある（図 2）．安全な注入量は患者それぞれの体格や元々の乳房の大きさなどによって異なるが，1 回に片側 300 mL を超えるような注入は，脂肪壊死などのリスクが高まるため筆者は避けている．

　注入量などが適切であったとしても，注入手技が不適切であると，注入脂肪が生着せずに脂肪壊死して腫瘤などを形成し，硬結として皮膚から触れ，しばしば疼痛などの症状を自覚する．明らかな自覚症状がなく，整容的に大きな問題が生じて

いない場合もあるが，外部からの衝撃などにより腫瘤が破綻して乳腺内など周囲組織へ拡散するリスクもあるため，ある程度の大きさのある消退しない腫瘤に関しては，積極的に治療介入を検討するべきであると筆者は考える．腫瘤の内部が液性である場合は，注射や小切開などで改善できる場合もあるが，充実性のものや，被膜が石灰化しているような場合は，外科的な除去を必要とする．腫瘤の除去は部位に応じて，乳房下溝，傍乳輪，腋窩など，瘢痕が目立たない位置からアプローチして除去を行う．術後の整容性を損なわないように摘出を行うことが患者 QOL を損なわないために重要である（図 3）．

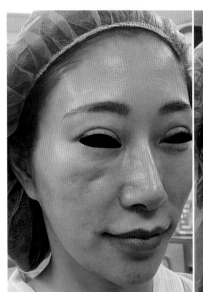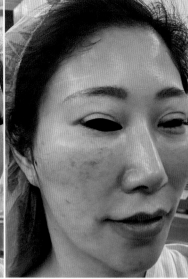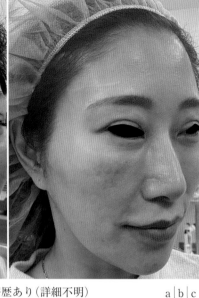

図 4. 54 歳，女性．過去に脂肪注入術など注入治療歴あり（詳細不明）　　　a｜b｜c
注入物の減量目的でステロイド局所注射を数回行ったが，右頬部に皮膚陥凹を認めたため，
脂肪注入による治療を行った．
　　　　　a：初診時．右頬部に陥凹を認める．
　　　　　b：脂肪注入による治療直後
　　　　　c：手術後 2 か月

顔面への脂肪移植術後の合併症と対策

　顔面への脂肪移植術は，ほうれい線などのシワの改善目的，前額やコメカミなどに丸みのある女性らしい輪郭形成目的，上眼瞼の sunken eyes や下眼瞼のクマ・タルミの改善目的など，若年から高齢の患者まで幅広く需要がある．顔面においてもまずは合併症を起こさない適切な注入手技が重要である．顔面は血流が豊富であり比較的移植脂肪の生着の条件はよい部位であり，特に下眼瞼などは良好な生着が期待できる部位である．一方で皮膚が薄く生着脂肪の過多により不自然な膨らみなどが形成されてしまうため，慎重な治療手技を要する部位でもある．

　顔面は胸部のように移植床が比較的少なく，また生着の条件もよい部位である．1 か所に大量に注入されて脂肪壊死をきたすようなケースは比較的稀であり，顔面の脂肪注入の合併症の多くは生着過多による不自然な膨らみである．小範囲であれば合成副腎皮質ホルモン剤（ケナコルト-A®）の局所注射などが有効である場合もあるが，効果が強すぎて凹みが目立つケースや，周囲組織への広がりにより膨らみの部位が目立ってしまうようなケースもあり，注射量の調整は難しい（図 4）．このため，治療は外科的な切除ないし減量をまず優先する．しかし外科的アプローチが困難な部位や，前額や頬全体など減量するべき部位が広範囲に及ぶ場合などにおいては，注射による治療や高周波レーザーなどによる治療を選択する場合もある．

　特に近年は下眼瞼のクマ，タルミ治療に対して脂肪注入が行われるケースが多くあり，これに伴うトラブルも散見される．治療は原則として睫毛下切開よりアプローチして外科的に除去を行う．事前の画像検査などで脂肪が注入されているレイヤーを同定することは困難であるため，皮膚，眼輪筋，眼窩隔膜，眼窩隔膜下を層ごとに丁寧に剝離して，注入された脂肪のレイヤーを確実に同定した上で除去を行う（図 5）．多くの場合で皮下や眼輪筋内など比較的浅い層に脂肪が生着しているが，これを除去するのは経結膜アプローチでは皮膚を破綻する可能性が高い．経結膜アプローチは

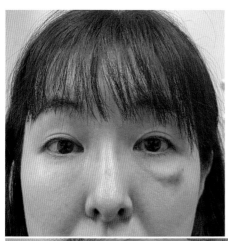

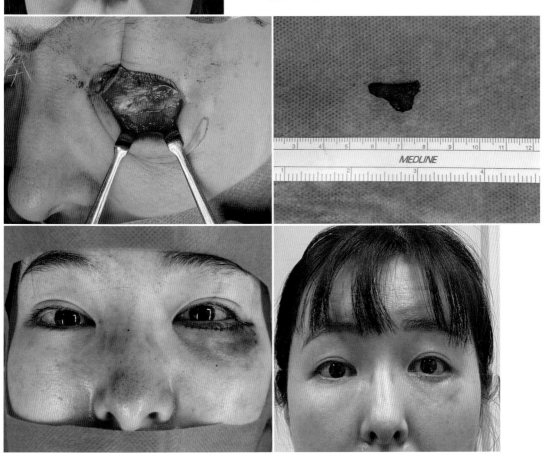

図 5.
47 歳，女性．下眼瞼への脂肪注入治療後の左下眼瞼の硬結
　a：初診時．左下眼瞼から頬部に境界明瞭な腫瘤
　b：睫毛下切開よりアプローチ，皮下および眼輪筋に注入脂肪を認める．
　c：摘出した注入脂肪
　d：術直後
　e：術後 3 か月

瘢痕が目立たないメリットはあるが，取り残しや皮膚の損傷リスクがあるため，筆者としては推奨しない．また，経皮的なアプローチの場合は，移植脂肪の除去と同時に余剰皮膚の切除や眼輪筋弁の吊り上げなど，下眼瞼除皺術を同時に行うことが可能であり，これにより下眼瞼の若返り効果も得られるため，患者満足度は向上する．

上眼瞼においても，sunken eyes や予定外重瞼の改善目的に脂肪注入が行われることもしばしばある．こうした場合の術後のトラブルの多くは，生着過多による不自然な膨らみである．このようなケースにおいては，重瞼線から切開して，下眼瞼と同様に皮膚，眼輪筋，眼窩隔膜，眼窩脂肪，挙筋腱膜をそれぞれ丁寧に同定し剝離して，注入

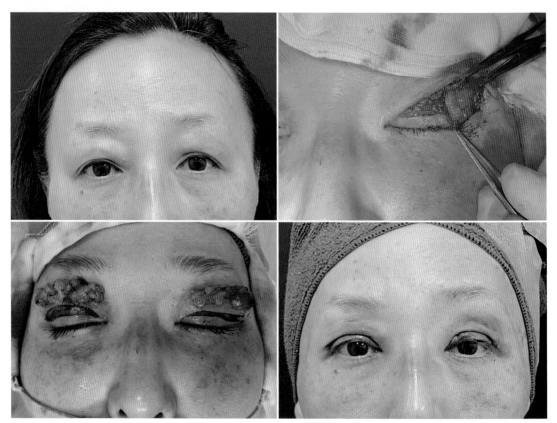

図 6. 52 歳，女性．上眼瞼への脂肪注入治療後の膨らみ

|a|b|
|c|d|

　a：初診時．上眼瞼に不自然な膨隆
　b：重瞼線よりアプローチ，皮下眼輪筋上に注入脂肪を認める．
　c：摘出した注入脂肪
　d：術直後

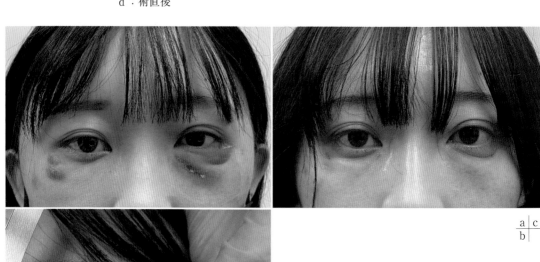

|a|c|
|b| |

図 7.
23 歳，女性．下眼瞼への脂肪注入治療後の発赤
　a：初診時．皮膚浅層に柔らかい注入脂肪を
　　触れる．
　b：18 G 針で小孔をあけて注入脂肪を圧出
　c：治療後 3 か月

された脂肪のレイヤーを確認して，安全に除去を行っていく（図6）．

また，稀ではあるが下眼瞼などのシワの改善目的に，皮内に細かく裁断された脂肪が注入されているケースも見られる．このような場合は，皮膚のごく浅いレイヤーに注入脂肪が局在している場合が多く，針などによる小孔から除去を行う場合もある（図7）．

まとめ

脂肪注入術が比較的多く適応される乳房再建，豊胸手術，顔面の若返りや輪郭形成におけるトラブルの実際とその治療方法について解説した．合併症を避けるために，まずは適応をしっかり見極めて，適切な注入手技で治療を行うことが何よりも重要である．合併症の多くは脂肪壊死に起因するのものであるため，1回の治療で劇的な変化を求めるよりも，場合によっては複数回に分けて，控えめに慎重に容量を付加していくように心掛けると，合併症率も下げられる．合併症が生じた場合は，できる限り整容的な犠牲を伴わないような治療に留意する．外科的除去を行う場合は，目立たない位置から注入部位へアプローチして，できる限り少ない侵襲で注入脂肪や腫瘤の除去を行うことが重要であると思われる．

参考文献

1) Gutowski, K. A.：ASPS Fat Graft Task Force：Current applications and safety of autologous fat grafts：a report of the ASPS Fat Graft Task Force. Plast Reconstr Surg. **124**：272-280, 2009.
   Summary　胸部への脂肪注入が欧米から世界的に普及するきっかけとなった ASPS による脂肪注入に対するレポート．
2) 厚生労働科学研究成果データベース．"美容医療における合併症実態調査と診療指針の作成及び医療安全の確保に向けたシステム構築への課題探索"．2021, https://mhlw-grants.niph.go.jp/project/158585，（2023.02.14 最終閲覧）．
3) Kaoutzanis, C., et al.：Autologous fat grafting after breast reconstruction in postmastectomy patients：complications, biopsy rates, and locoregional cancer recurrence rates. Ann Plast Surg. **76**：270-275, 2016.
   Summary　脂肪注入による乳房再建を行った場合の合併症率を報告している．脂肪壊死などにより生検を要した症例はおよそ 4.8％程度であり，脂肪注入は乳房再建の治療選択肢として比較的安全な方法であるとしている．
4) 日本乳房オンコプラスティックサージャリー学会（JOPBS）．"乳房への脂肪移植術の治療手順"．2022.
   http://jopbs.umin.jp/medical/procedure/docs/fat_grafting_procedure.pdf，（2023.02.14 最終閲覧）．
   Summary　乳房再建における脂肪注入の注意点が極めて詳細に示されている．
5) Wu, S. H., et al.：Therapeutic effects of human adipose-derived products on impaired wound healing in irradiated tissue. Plast Reconstr Surg. **142**：383-391, 2018.
   Summary　マウスの背部皮膚に放射線を照射して放射線皮膚障害モデルを作成し，これに対して脂肪移植を行い，注入脂肪により放射線照射部位の創傷治癒が促進されたことを示した．
6) Khouri, R. K., et al.：Brava and autologous fat transfer is a safe and effective breast augmentation alternative：results of a 6-year, 81-patient, prospective multicenter study. Plast Reconstr Surg. **129**(5)：1173-1187, 2012.
   Summary　体外式皮膚拡張器の使用など，安定した治療結果を得るための脂肪注入術の注意点などが示されている．
7) 日本美容外科学会（JSAPS）．"第 5 回全国美容医療実態調査　最終報告書"．2022, https://www.jsaps.com/jsaps_explore_5.html，（2023.02.14 最終閲覧）．
8) Groen, J. W. G., et al.：Autologous fat grafting in cosmetic breast augmentation：a systematic review on radiological safety, complications, volume retention, and patient/surgeon satisfaction. Aesthet Surg J. **36**(9)：993-1007, 2016.
   Summary　豊胸を目的とした脂肪注入術における合併症や容量保持，患者や治療者満足度などのシステマティックレビュー．

FAX 専用注文書

形成・皮膚 2306

年　月　日

○印	PEPARS	定価(消費税込み)	冊数
	2023 年 1 月〜12 月定期購読(送料弊社負担)	44,220 円	
	PEPARS No. 195　顔面の美容外科 Basic & Advance　増大号	6,600 円	
	PEPARS No. 183　乳房再建マニュアル—根治性，整容性，安全性に必要な治療戦略—　増大号	5,720 円	
	バックナンバー(号数と冊数をご記入ください) No.		

○印	Monthly Book Derma.	定価(消費税込み)	冊数
	2023 年 1 月〜12 月定期購読(送料弊社負担)	43,560 円	
	MB Derma. No. 320　エキスパートへの近道！間違いやすい皮膚疾患の見極め　増刊号	7,700 円	
	MB Derma. No. 314　手元に 1 冊！皮膚科混合薬・併用薬使用ガイド　増大号	5,500 円	
	バックナンバー(号数と冊数をご記入ください) No.		

○印	瘢痕・ケロイド治療ジャーナル
	バックナンバー(号数と冊数をご記入ください) No.

○印	書籍	定価(消費税込み)	冊数
	カスタマイズ治療で読み解く美容皮膚診療	10,450 円	
	日本美容外科学会会報　Vol. 44　特別号 「美容医療診療指針 令和 3 年度改訂版」	4,400 円	
	ここからマスター！手外科研修レクチャーブック	9,900 円	
	足の総合病院・下北沢病院がおくる！ ポケット判 主訴から引く足のプライマリケアマニュアル	6,380 円	
	明日の足診療シリーズⅡ　足の腫瘍性病変・小児疾患の診かた	9,900 円	
	カラーアトラス 爪の診療実践ガイド 改訂第 2 版	7,920 円	
	イチからはじめる美容医療機器の理論と実践 改訂第 2 版	7,150 円	
	臨床実習で役立つ形成外科診療・救急外来処置ビギナーズマニュアル	7,150 円	
	足爪治療マスター BOOK	6,600 円	
	図解 こどものあざとできもの—診断力を身につける—	6,160 円	
	美容外科手術—合併症と対策—	22,000 円	
	運動器臨床解剖学—チーム秋田の「メゾ解剖学」基本講座—	5,940 円	
	グラフィック リンパ浮腫診断—医療・看護の現場で役立つケーススタディ—	7,480 円	
	足育学　外来でみるフットケア・フットヘルスウェア	7,700 円	
	ケロイド・肥厚性瘢痕 診断・治療指針 2018	4,180 円	
	実践アトラス 美容外科注入治療　改訂第 2 版	9,900 円	
	ここからスタート！眼形成手術の基本手技	8,250 円	
	Non-Surgical 美容医療超実践講座	15,400 円	

お名前　フリガナ
　　　　　　　　　　　　　　　　　　　印

診療科

ご送付先　〒　　−
　　　　□自宅　　□お勤め先

電話番号　　　　　　　　　　　　　　　　□自宅　　□お勤め先

バックナンバー・書籍合計
5,000 円以上のご注文
は代金引換発送になります

—お問い合わせ先—
㈱全日本病院出版会営業部
電話 03(5689)5989

FAX 03(5689)8030

PEPARS
バックナンバー一覧

各号定価 3,300 円（本体 3,000 円＋税）．ただし，増大号のため，No. 135, 147, 159, 171, 183 は定価 5,720 円（本体 5,200 円＋税），No. 195 は定価 6,600 円（本体 6,000 円＋税）．
在庫僅少品もございます．品切の場合はご容赦ください．
（2023 年 5 月現在）

掲載されていないバックナンバーにつきましては，弊社ホームページ（www.zenniti.com）をご覧下さい．

2023 年　年間購読　受付中！
年間購読料　44,220 円（消費税込）（送料弊社負担）
（通常号 10 冊＋増大号 1 冊＋臨時増大号 1 冊：合計 12 冊）

★おかげさまで 2023 年 8 月に 200 号を迎えます★
2023 年 8 月号は臨時増大号（定価 5,500 円）として
発行いたします！

---

click

| 全日本病院出版会 | 検索 |

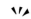

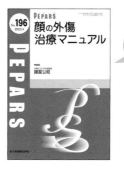

表紙を
リニューアルしました！

編集顧問：栗原邦弘　百束比古　光嶋　勲
編集主幹：上田晃一　大阪医科薬科大学教授
　　　　　大慈弥裕之　北里大学客員教授／
　　　　　　　　　NPO 法人自由が丘アカデミー代表理事
　　　　　小川　令　日本医科大学教授

No.198　編集企画：
水野博司　順天堂大学教授

PEPARS　No.198

2023 年 6 月 15 日発行（毎月 1 回 15 日発行）
定価は表紙に表示してあります.
Printed in Japan

ⓒ ZEN・NIHONBYOIN・SHUPPANKAI, 2023

発行者　　末 定 広 光
発行所　　株式会社 全日本病院出版会
〒 113-0033 東京都文京区本郷 3 丁目 16 番 4 号
　　　　電話（03）5689-5989　Fax（03）5689-8030
　　　　郵便振替口座 00160-9-58753

印刷・製本　三報社印刷株式会社　　　電話（03）3637-0005
広告取扱店　株式会社文京メディカル　電話（03）3817-8036